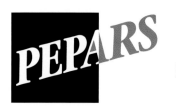

JN095131

【ペパーズ】
編集企画にあたって…

　超高齢化社会を迎えた本邦において，健康長寿を享受するためには歩行機能を確保して行動意欲を維持し，ADL の低下を招かないよう留意することは大切な鍵になります．靴を履き直接体重を支えバランスをとる足部は健康な日常生活や身体活動，社会活動を送るうえで極めて重要な役割を担っています．一方，足部は外傷や皮膚悪性腫瘍切除後等で再建を要する状況では血行の脆弱性への対応を迫られることも多く，また，近年増加傾向にある糖尿病性足病変や重症下肢虚血において創傷治癒機転が働き難い足部創傷に対するチームアプローチのなかで，形成外科医が関与する機会とその重要度は増加しています．このような後天性の足部の急性・慢性創傷に対し，創傷の専門医である形成外科の果たす役割は，病態に即した創傷の管理・処置，皮膚軟部組織欠損の被覆・再建を行うことにより，足部の血流や機能を可及的に改善・温存して創治癒に導き，かつ露出部であるため整容面へも最大限に配慮することであります．

　今回，「足の再建外科　私のコツ」を企画させていただくにあたり，まず足部再建に用いられる代表的な皮弁術の基本を押さえてもらい，次に各病態における対処法の要点とコツを解説していただくことにしました．具体的には遠位茎腓腹皮弁，順行性内側足底皮弁，逆行性内側足底皮弁，遊離皮弁，および局所・区域皮弁について，皮弁血行，挙上の実際，再建の適応，足部血流の維持や皮弁うっ血の回避等，基本事項に最新の知見を織り交ぜて記載していただきました．次に外傷，腫瘍摘出後といったいわば物理的要因による欠損の再建，また糖尿病，末梢動脈疾患といった内的因子による足部創傷治療に関しては歩行機能を維持した救肢の重要性と足部動脈バイパスによる血行再建を，さらに適応がますます拡大し進化し続ける NPWT と Hydrosurgery による wound bed preparation の要点を解説していただきました．執筆には豊富な臨床経験をもち，この分野の第一線でご活躍の先生方にお願いし，この 1 冊で網羅的に足部の再建が理解できるようアレンジいたしました．それぞれの項で内容が一部重複する部分もありますが，異なる視点からのアプローチを共有することでより一層理解を深めていただければと思います．

　本企画の内容が，若い形成外科医から経験豊かな指導的立場の先生方にいたるまで，足の再建への理解と実践に役立つことを願っています．

2021 年 5 月

林　　明照

KEY WORDS INDEX

WRITERS
FILE

ライターズファイル（五十音順）

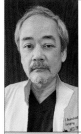

青 雅一
（あお まさかず）

1981年	自治医科大学卒業 岡山県職員として僻地 医療に従事
1990年	岡山済生会総合病院形 成外科
2007年	国立病院機構岩国医療 センター，診療部長
2014年	同，副院長
2020年	同，院長

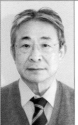

笹嶋 唯博
（ささじま ただひろ）

1971年	北海道大学卒業 同大学第二外科入局
1975年	同大学応用電気研究所生理部 門，助手
1976年	旭川医科大学第一外科
1992年	長期在外研究員：米国 Hope Heart Institute（Seattle）
1997年	旭川医科大学第一外科，教授
2002年	短期在外研究員：Yale Univer- sity, New Haven
2007年	旭川医大理事，副学長（外科学 第一講座教授兼任）
2012年	同大学理事・副学長専任
2013年	江戸川病院，血管病センター長 旭川医科大学，名誉教授 カザフスタン国立医科大学，名 誉教授

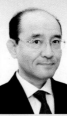

林 明照
（はやし あきてる）

1983年	東邦大学卒業 同大学外科学第2講座 入局
1989年	東邦大学形成外科，助 手
1993年	同，講師
2002年	同大学医療センター佐 倉病院形成外科，診療 部長
2007年	同大学医療センター佐 倉病院形成外科，教授
2020年	同大学形成外科，教授

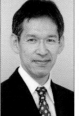

大浦 紀彦
（おおうら のりひこ）

1990年	日本大学卒業 東京大学麻酔科入局
1993年	同大学形成外科入局
2003年	同大学大学院修了 埼玉医科大学形成外科，講 師
2005年	杏林大学救急医学，講師／ 熱傷センター，副センター長
2008年	同大学形成外科，講師
2011年	同，准教授
2013年	同大学保健学部看護学科病 態学／同大学形成外科兼担 教授
2016年	同大学形成外科，教授

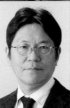

関堂 充
（せきどう みつる）

1988年	北海道大学卒業 同大学形成外科入局
1996年	国立がんセンター東病 院頭頸科
1998年	旭川厚生病院形成外 科，医長
1999年	ケンタッキー大学形成 外科留学
2003年	北海道大学病院形成外 科，助手
2005年	同，講師
2008年	筑波大学臨床医学系形 成外科，教授

林 祐司
（はやし ゆうじ）

1981年	名古屋大学卒業
1981年	名古屋掖済会病院，研 修医
1983年	同病院整形外科，医員
1985年	名古屋大学附属病院整 形外科形成外科診療 班，医員
1987年	同，形成外科医員
1991年	愛知医科大学形成外 科，講師
1993年	名古屋第一赤十字病院 形成外科，副部長
2001年	同，部長

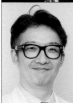

荻野 晶弘
（おぎの あきひろ）

1999年	東邦大学卒業 同大学形成外科学講座 入局
2002年	星総合病院外科
2003年	国立がんセンター東病 院頭頸科
2006年	東邦大学形成外科，助 教
2014年	同，講師
2019年	同，准教授
2020年	同，教授

辻 依子
（つじ よりこ）

1998年	神戸大学卒業 同大学医学部附属病院形成外科 入局
1999年	大阪府立母子保健総合医療セン ター形成外科
2000年	神戸大学医学部附属病院形成外 科，医員
2001年	北野病院形成外科
2002年	神戸大学医学部附属病院形成外 科，医員
2005年	同，臨床助手
2006年	新須磨病院形成外科
2008年	同，医長 神戸大学医学部附属病院形成外 科，臨床講師
2021年	神戸大学大学院医学研究科形成外 科学分野足病学部門，特命教授

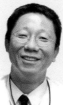

藤岡 正樹
（ふじおか まさき）

1985年	自治医科大学卒業
2003年	国立病院機構長崎医療 センター形成外科，部 長 同臨床研究センター機 能再建部長 長崎大学医学部，非常 勤講師
2011年	長崎大学医学部医学 科，臨床教授

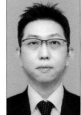

黒川 憲史
（くろかわ のりふみ）

2001年	富山大学卒業
2003年	大阪医科大学形成外 科，助手
2009年	同大学大学院修了 市立岸和田市民病院形 成外科，医長
2010年	大阪医科大学形成外 科，助教
2011年	愛仁会高槻病院形成外 科，医長 大阪医科大学形成外 科，非常勤講師
2017年	愛仁会高槻病院形成外 科，主任部長

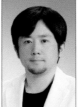

中尾 淳一
（なかお じゅんいち）

2006年	日本医科大学卒業 同大学千葉北総病院，臨床研 修医
2008年	同大学形成外科入局
2010年	同大学高度救命救急セン ター，助教
2011年	会津中央病院形成外科
2012年	国立がん研究センター形成再 建外科，がん専門修練医
2014年	日本医科大学高度救命救急セン ター，助教 同大学形成外科，助教
2018年	静岡県立静岡がんセンター再 建・形成外科，副医長
2020年	同，医長

CONTENTS 足の再建外科 私のコツ

編集／東邦大学教授　林　明照

◆編集顧問／栗原邦弘　中島龍夫
　　　　　　百束比古　光嶋　勲
◆編集主幹／上田晃一　大慈弥裕之　小川　令

【ペパーズ】
PEPARS No.174/2021.6◆目次

「PEPARS®」とは Perspective Essential Plastic
Aesthetic Reconstructive Surgery の頭文字よ
り構成される造語．

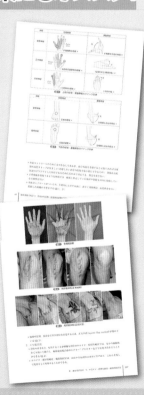

PEPARS No.174：1-8, 2021

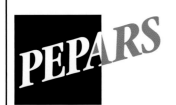

◆特集／足の再建外科 私のコツ

遠位茎腓腹皮弁による足の再建

黒川憲史[*1]　久徳茂雄[*2]　大谷一弘[*3]

Key Words：遠位茎腓腹皮弁（distally based superficial sural artery flap），腓骨動脈（peroneal artery），穿通枝（perforator），小伏在静脈（small saphenous vein），腓腹神経（sural nerve）

Abstract　　遠位茎腓腹皮弁は，下腿の主要動脈を犠牲にせず，簡便，短時間に挙上可能であることから，下腿から足関節，踵領域の再建において広く用いられている．本皮弁は，足関節外顆近位部に認める腓骨動脈遠位穿通枝を血行の供給源とし，この穿通枝と交通する小伏在静脈，腓腹神経の伴行動脈を血管茎とする．皮弁の挙上には，下腿の解剖学的理解が重要であるため，下腿深筋膜と腓腹神経，小伏在神経の走行を中心に解剖学的な特徴を述べるとともに，皮弁挙上のために基本的な方法と注意点について解説した．

はじめに

　遠位茎腓腹皮弁は，1983 年に Donski ら[1]により distally based fasciocutaneous flap として報告された．本邦でも林[2]や柏ら[3]などにより詳細な報告が行われており，下腿下 1/3 および足関節の再建に使用できる有茎の皮弁として広く用いられている[4]．また，その解剖学的特徴から皮弁の構成成分，栄養血管の求め方，知覚皮弁としての使用など多くのバリエーションを持つ皮弁でもある．本稿では，最も一般的と思われる「小伏在静脈および腓腹神経とその伴行動脈を皮弁内に含み，この

*1　Norifumi KUROKAWA，〒569-1192　高槻市
　　古曽部町 1 丁目 3 番 13　愛仁会高槻病院形成外
　　科，主任部長
*2　Shigeo KYUTOKU，〒630-8305　奈良市東紀
　　寺町 1 丁目 50-1　市立奈良病院，副院長・形成
　　外科部長
*3　Kazuhiro OHTANI，市立奈良病院形成外科，
　　医長

伴行動脈と交通する腓骨動脈遠位穿通枝を栄養血管とする皮弁」を遠位茎腓腹皮弁とし，その基本的な挙上方法や注意点について述べる．

解　剖

　遠位茎腓腹皮弁は小伏在静脈と腓腹神経とその伴行動脈の走行に沿って作図される．小伏在静脈は，足背静脈網から起こり足関節の外顆とアキレス腱の中点から腓腹筋の内側頭と外側頭の間を目指し，ほぼ直線上に下腿の筋膜上を上行する（図 1-a）．その後，下腿の近位 1/4 の位置で筋膜を深部に貫き，筋膜下に腓腹筋の内側頭と外側頭の両頭間を膝窩に向かい膝窩静脈へと注ぐ．腓腹神経は，脛骨神経から分枝後，下腿後面の正中部（腓腹筋の内側頭と外側頭の間，小伏在静脈より深部）を走行し，下腿の中央 1/2 の高さで筋膜を貫き筋膜上を小伏在静脈と並走する．また腓腹神経が足関節に至るまでの間に，総腓骨神経より分かれた外側腓腹皮神経が，腓腹神経の筋膜貫通部位より

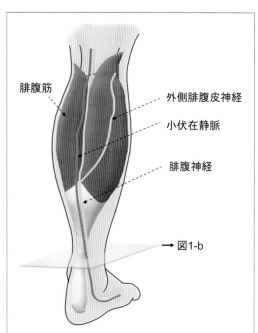

<table>
<tr><td>a</td></tr>
<tr><td>b</td></tr>
<tr><td>c</td></tr>
</table>

図中ラベル（図1-a）：
腓腹筋
外側腓腹皮神経
小伏在静脈
腓腹神経
→ 図1-b

図 1.
a：右下腿後面のシェーマ
　　小伏在静脈，外側腓腹皮神経および腓腹神経には，膝窩動脈または腓腹動脈から分枝する浅腓腹動脈由来の伴行動脈が並走する（シェーマ図では省略）.
b：右下腿足関節近傍での横断面シェーマ
c：下腿遠位足関節近傍での造影CT
　　⇨：後下腿筋間中隔を通る腓骨動脈遠位穿通枝
　　ただし，この画像は左下腿であることに注意していただきたい.

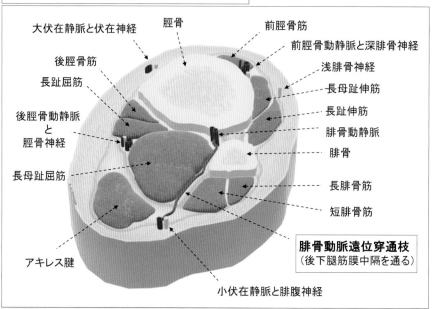

図中ラベル（図1-b）：
大伏在静脈と伏在神経
脛骨
前脛骨筋
前脛骨動静脈と深腓骨神経
浅腓骨神経
後脛骨筋
長趾屈筋
長母趾伸筋
後脛骨動静脈と脛骨神経
長趾伸筋
腓骨動静脈
長母趾屈筋
腓骨
長腓骨筋
アキレス腱
短腓骨筋
腓骨動脈遠位穿通枝（後下腿筋膜中隔を通る）
小伏在静脈と腓腹神経

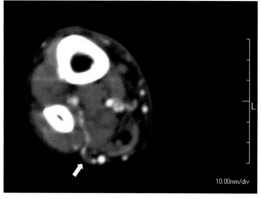

10.00mm/div

近位側（頭側）で筋膜を貫き，筋膜上を走行して外側より腓腹神経に合流するとされているが，その走行には個人差がある[5]（図2）.

　小伏在静脈および腓腹神経の伴行動脈は，膝窩動脈または腓腹動脈から分枝する浅腓腹動脈に由来し小伏在静脈と腓腹神経の伴行動脈となり足関節に至る．これらの伴行動脈と腓骨動脈等からの穿通枝が交通することで，皮弁が栄養される．特にアキレス腱と足関節外顆との中点より約5～6cm近位に腓骨動脈からの穿通枝が知られており，

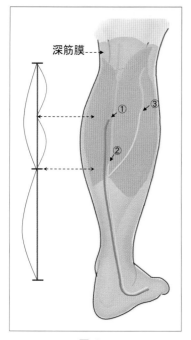

図 2.
①：小伏在静脈の筋膜貫通位置（下腿の近位 1/4 付近）
②：腓腹皮神経の筋膜貫通位置（下腿の中央部 1/2 付近）
③：外側腓腹皮神経の筋膜貫通位置
（腓腹神経の筋膜貫通位置より 10 cm 程度近位で貫通するが，人種差，個人差が大きい．）

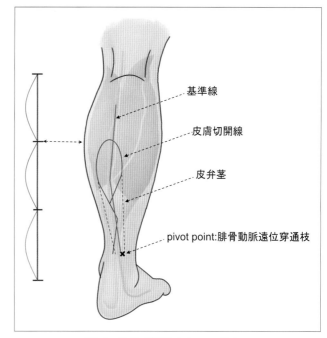

図 3. 遠位茎腓腹皮弁のデザイン
青線：基準線
赤線：皮弁の皮膚切開線
赤破線：皮弁茎
×：pivot point（腓骨動脈遠位穿通枝）

遠位茎腓腹皮弁の栄養動脈として，一般に皮弁の pivot point と目されている．また，この位置の穿通枝は，musculocutaneous type よりも，短腓骨筋とアキレス腱（ヒラメ筋）の間の後下腿筋間中隔を通る septocutaneous type が多いとされている[6][7]（図 1-b, c）．

手術手技

1．術前

　手術体位は，腹臥位が最も皮弁を挙上しやすいが，側臥位や，仰臥位下腿内旋位でも可能である．いずれの体位であれ，術前に予定された体位でエコーやドップラー血流計により血流を確認することが重要である．糖尿病や閉塞性動脈硬化症など血行障害が予想される場合には造影 CT なども参考になる．タニケットについては，我々は，駆血は行わないことが多いが，駆血する場合，血管に多少血液が残る程度に瀉血後，タニケットで駆血する方が皮弁を挙上しやすいと報告されている[2][3]．

2．デザイン（図 3）

　通常，足関節でアキレス腱と外顆の中点より約 5〜6 cm 近位で腓骨動脈の穿通枝が同定されるので，ここを pivot point とする．小伏在静脈は pivot point より腓腹筋外側頭と内側頭の合する位置まで直線状に上行し，その後，腓腹筋外側頭と内側頭の筋間を下腿の正中線上に膝窩へと上行する．そのため，この pivot point より下腿後面の腓腹筋外側頭と内側頭の合する位置まで直線を引いて基準線とする．皮島をさらに近位（頭側）に取りたい場合は，下腿の正中線に沿って膝窩へ基準線を延長する．この場合，基準線は，下腿の内側でわずかに屈曲し，皮弁もこの基準線を含めるようにする．下腿内旋位の場合など，見かけ上屈曲が強くなるので，必ず術前に同じ体位をとり，ドップラー血流計などで血流を確認しておくことが重要である．皮島は，上縁が下腿の近位 1/3 を超えない位置（平均的な日本人の場合，膝窩溝より 10 cm 程度）とし，皮島の大きさは下腿の中央 1/3 に概ね

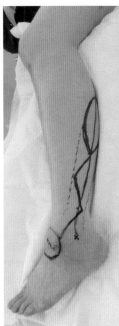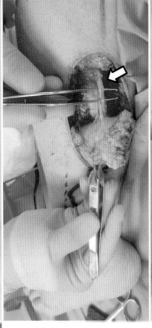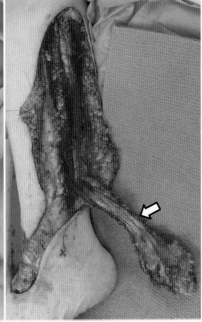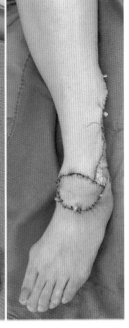

図 4.

54 歳，女性．左足背悪性黒色腫
a：術前デザイン
b：⇨：内外側頭筋間の腓腹神経
c：⇨：皮弁茎深筋膜内の腓腹神経と小伏在静脈
d：皮弁の縫着時
e：術後

3．手術手技

皮島のデザインに沿って，皮弁頭側（皮島最大
幅から皮島の上半分）の皮膚を半円状に切開する
（図 4-a，b）．通常，腓腹筋両頭間の深筋膜下に小
伏在静脈と，その深層に腓腹神経を認める．前述
の解剖学的所見のごとく小伏在静脈は下腿の近位
1/4，腓腹神経は中央 1/2 より近位では筋膜下を走
行するとされているが，皮島の位置や症例により
筋膜上に認めることもあるので注意する．切開線
を側方に延長して筋膜を切開すると腓腹筋の筋体
を確認でき，容易に筋膜下（皮弁裏面）に至る．そ
のまま筋膜下に剝離を進め，皮弁の裏面に先に同
定した小伏在静脈と腓腹神経を付けて筋膜下（筋
体上）に皮島を挙上する．腓腹神経が腓腹筋の外
側頭，内側頭間の深い位置に存在し，皮弁の頭側
では同定できない場合があるが，この場合は無理
に皮弁に含めることはせず，下腿中央部で腓腹神
経が筋膜を貫き筋膜上を走行するので，筋膜貫通

10×6 cm 程度を目安としている．皮島の尾側は
pivot point に向けて漸減させ，小伏在静脈の直上
に逆 tear drop 型とすることが多い．皮島の下縁
から pivot point まで，腓腹神経，小伏在静脈と伴
行動脈を含む脂肪筋膜皮弁を幅 3〜4 cm 程度で想
定し，その直上に皮膚切開線を pivot point までデ
ザインする．

部位で腓腹神経を切断して皮弁に含めてもよい.皮島のデザインなどにより、腓腹神経を皮弁全長に含めたい場合は、筋間に腓腹神経を求めるが、腓腹神経の伴行動脈からの血流温存のために、腓腹神経と皮弁間の疎性結合組織は極力温存する(図4-b).

皮島上半分裏面に血管茎を確認後、皮島下半分とpivot pointまでの皮膚切開を行う.この皮膚切開は脂肪浅層までとして、両側皮下に薄く脂肪を付けて剥離する.剥離により直視下におかれる皮下脂肪、筋膜が皮弁茎となる.皮弁の裏面からも小伏在静脈と腓腹神経を確認し、必ず皮弁茎に含まれるようにする(図4-c).皮弁茎は、皮島最大幅の部分から連続的にpivot pointの位置まで漸減するようにデザインし、pivot pointに向けて脂肪と筋膜を切開して皮弁茎を挙上する.伴行動脈を確実に皮弁茎に含めるため、最も狭い部分でも小伏在静脈と腓腹神経の両側に15 mmずつは組織を付着させ茎の幅としては最低30 mm以上としている.皮弁茎を筋膜下で剥離していくとpivot pointの近傍で、自然と長・短腓骨筋とアキレス腱上を剥離し、長・短腓腹筋とアキレス腱(腓腹筋とヒラメ筋)間の後下腿筋間中隔に連続することになる.この後下腿筋膜中隔にseptocutaneous typeとして皮弁の栄養血管である腓骨動脈遠位穿通枝が通り、各伴行動脈に連絡することが多い.Pivot point付近で穿通枝を剥離する際には、血管茎を背側(アキレス腱側)から剥離を進め後下腿筋膜中隔にseptocutaneous typeの穿通枝を確認する方が容易であると思われるが、慣れていれば腹側(腓骨側)から剥離しても構わない.もちろん、musculocutaneous typeとして短腓骨筋やヒラメ筋等の筋体から立ち上がってくる場合もあるため、剥離操作には注意を要する.なお、欠損部への皮弁の移動に問題がなければ、穿通枝の基部まで剥離を行う必要はない.

皮弁挙上後、欠損部に皮弁を移動させて皮弁茎の位置を確認し、過度に圧迫される部位がないか確認する.皮弁採取部位から欠損部まで皮下をト

ンネル状に剥離して皮下茎皮弁とすることもあるが、皮下茎が圧迫されないように十分に皮下を剥離する.皮膚に余裕がなく緊張が強い場合は、皮下茎にはこだわらず皮下トンネルを開放し、皮弁茎の脂肪・筋膜組織が露出する場合には、植皮あるいは人工真皮で被覆する.採取部位についても同様で、緊張が強い場合には一期的な閉鎖にはこだわらず植皮や人工真皮を使用しても良い(図4-d, e).吸引式ドレーンあるいはペンローズドレーンは、術後の体位変換を考慮して、術後の予定体位で血腫が溜まりやすいと思われる位置に留置する.

4．術後管理

術後は皮弁茎を圧迫しないように綿花やガーゼをあてる.足関節の安静が必要な場合は、膝から足底までシーネをあてるが、その際にも皮弁茎を圧迫しないように工夫する.術後1週間は患肢挙上、ベット上安静としており、その後、1時間程度の患肢下垂から始めて、徐々にADLを上げている.経過中に最も注意すべきは皮弁の血行障害であり、うっ血傾向などが見られた場合には抜糸による減張を躊躇すべきではない.

考　察

1．適　応

遠位茎腓腹皮弁は、広いrotation arcを持ち、下腿遠位部から足関節部、踵部、足背にかけての広い範囲の組織欠損を被覆可能である.手技的にも比較的容易で、短時間で皮弁の挙上が可能なこと、主要血管を犠牲にせず低侵襲であることなどの利点から頻用される皮弁であるが、Daarら[8]のレビューよると、15.4%の症例に皮弁の部分壊死、3.1%の症例に皮弁の全壊死を認め、喫煙が危険因子であったと報告されている.安易な適応は控えるべきであり、喫煙歴や糖尿病、閉塞性動脈硬化症などの動静脈病変、高度な浮腫などを有する患者に対しての適応は注意すべきである.

2．血行障害に関する注意

当初Donskiら[1]により筋膜皮弁として報告され

たが，現在では，腓骨動脈穿通枝と吻合する小伏在静脈と腓腹神経の伴行動脈が，遠位茎腓腹皮弁の栄養血管として機能するとされており，中嶋ら[9]により，小伏在静脈と腓腹神経の伴行動脈を血管茎とする lesser saphenous-sural V-NAF flap，腓腹神経を含めず小伏在静脈とその伴行動脈を血管茎とする lesser saphenous VAF flap の双方ともに成立することが報告された．さらに遠位茎腓腹皮弁では，小伏在静脈の生理的方向とは逆に下腿中枢側から末梢側への静脈環流が必要だが，今西ら[10]により，小伏在静脈内の静脈弁を伴走静脈を介することでバイパスしていることが示唆された．したがって，これらの伴行動静脈を皮弁に含める必要があるが，腓腹神経とその伴行動脈を全長にわたって皮弁に含める必要性については，いまだ結論は出ていない．

Mojallal ら[11]は，cadaver において下腿全長の cutaneous-venoneuroadipofascial flap（すなわち全ての構成要素を含んだ遠位茎腓腹皮弁）と cutaneous-venoadipofascial flap（すなわち腓腹神経を含めない遠位茎腓腹皮弁）を血管内から染色し，皮弁の染色範囲を検討したところ，cutaneous-venoneuroadipofascial flap で全長の 86.5%，cutaneous-venoadipofascial flap で全長の 80.2% が染色されたものの統計学的な有意差は認めなかったとしている．さらに，皮膚や筋膜などを除外したいくつかの皮弁でも同様に検討を行い，腓腹神経を含めた皮弁のグループと腓腹神経を含めなかった皮弁のグループで比較した結果，腓腹神経を含めた場合，膝窩溝より 4.6 cm まで，腓腹神経を含めなかった場合，膝窩溝より 6.3 cm までが surgical safe zone であったと報告した．また，下腿近位部で腓腹神経が筋膜下を走行する範囲において，腓腹神経は筋膜と疎な結合組織で連絡し，腓腹神経の伴行動脈も結合織を介して小伏在静脈周囲の動脈叢の血管網に吻合するが，皮下血管網に対して直接的な穿通浅枝は分枝していなかったとした．以上の結果から，彼らは，腓腹神経を皮弁に含めた場合，小伏在静脈周囲の動脈叢

を介して皮膚皮下組織への血流に寄与はするが，血流の範囲を広げるものではないとした．一方で，腓腹神経を含めることを支持する報告もある．Ayyappan ら[12]は，腓腹神経を含める際に，皮島裏面の筋膜と腓腹神経を連絡する結合組織を温存することで，皮島の大きさを 17×16 cm，皮島の上縁を膝窩溝から 1～2 cm まで拡大可能であったと報告した．また，Al-Qattan[13]や柏ら[3]により，下腿の近位部で腓腹神経を含めて腓腹筋の一部を皮弁に付加することで，皮弁の血行動態の改善とボリュームの増加が得られると報告されている．以上の点から，我々は，遠位茎腓腹皮弁の挙上においては小伏在静脈とともに腓腹神経を含めることが多く，外側腓腹神経に関しても，Ögün[14]らが述べるように皮弁血流を安定させることを目的に，可能であれば皮弁に含めている．皮島の大きさ，位置については原則的に上縁を下腿の近位 1/3 を超えない位置に，概ね 10×6 cm 程度を目安としているが，組織欠損の位置により皮島を近位（膝窩溝側）にデザインする場合，膝窩溝より 6 cm 程度までを皮島の上縁の限界とし，その際には腓腹神経を皮島の裏面に含め，筋膜と腓腹神経との結合組織を温存するように注意している（図 5）．腓腹神経を含めることのデメリットは，neuralgia と腓腹神経領域の知覚異常であるが，我々の経験では，神経断端を正常組織内に埋入することで neuralgia を訴えた症例はなく，知覚異常の範囲は，足部外側の小範囲の知覚異常に限局し，許容の範囲内と考えている．

また，さらに安全性を高める方法としては，皮下トンネルにおける血管茎の圧迫を軽減するためにティッシュエキスパンダーを用いる方法，pivot point 周囲で musculocutaneous type の穿通枝を追加する方法，小伏在静脈を追加吻合するなど多くの方法が報告されている．それぞれに有効な方法であると考えるが，我々は，遠位茎腓腹皮弁の大きな利点の 1 つにその簡便性と挙上時間の短さがあると考えており，やや応用的な手技になることと，誌面の都合上から本稿では割愛した．

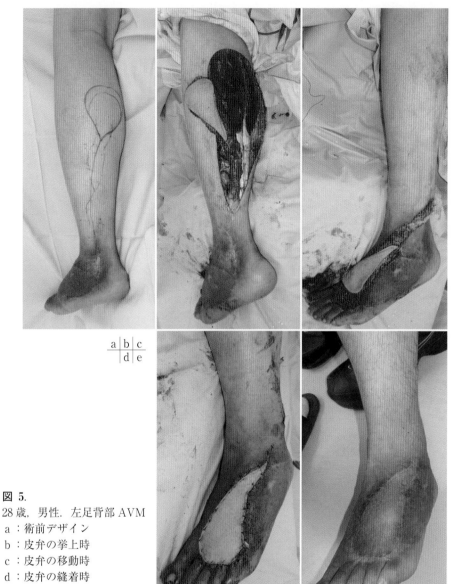

図 5.
28 歳，男性．左足背部 AVM
a：術前デザイン
b：皮弁の挙上時
c：皮弁の移動時
d：皮弁の縫着時
e：術後

まとめ

　遠位茎腓腹皮弁は，下腿遠位 1/3 や足部の再建
に有用な皮弁であると考える．本皮弁の挙上自体
は，容易であるために，むしろ適応や皮弁のデザ
イン，構成成分の選択といった術前計画が重要で
あると思われた．

参考文献

1）Donski, P. K., Fogdestam, I.：Distally based fasciocutaneous flap from the sural region. Scand J Plast Reconstr Surg. **17**：191-196, 1983.
　Summary　遠位茎腓腹皮弁の端緒．
2）林　祐司：【整形外科手術に役立つ皮弁とそのコツ】腓腹皮弁．MB Orthop. **21**（5）：54-60, 2008.
　Summary　腓腹筋皮弁についての詳細な報告．
3）柏　克彦ほか：遠位茎腓腹皮弁による下腿・足部の再建．形成外科．**54**：399-410, 2011.
　Summary　遠位茎腓腹筋皮弁についての詳細な

報告．腓腹筋複合遠位系腓腹皮弁についても詳細
に記述されている．

4）黒川憲史ほか：遠位茎腓腹皮弁を用いた下肢再建
14 例の経験．日形会誌．**31**：613-618，2011．

5）Kim, H., et al.：Sural nerve splitting in reverse
sural artery perforator flap：anatomical study in
40 cadaver legs. Plast Reconstr Surg. **140**(5)：
1024-1032, 2017.

6）Iorio, M. L., et al.：A systematic review and
pooled analysis of peroneal artery perforators
for fibula osteocutaneous and perforator flaps.
Plast Reconstr Surg. **130**：600-607, 2012.
Summary　腓骨動脈の穿通枝についてまとめた
レビュー．

7）Hupkens, P., et al.：Lateral lower leg perforator
flaps：an anatomical study to localize and clas-
sify lateral lower leg perforators. Microsurgery.
35(2)：140-147, 2015.
Summary　下腿の穿通枝について由来する動脈
や局在，走行について記述されている．

8）Daar, D. A., et al.：Revisiting the reverse sural
artery flap in distal lower extremity reconstruc-
tion：a systematic review and risk analysis. Ann
Plast Surg. **84**(4)：463-470, 2020.
Summary　2020 年のレビュー，皮弁の部分壊死
は 15.4%，全壊死は 3.1%．喫煙者の部分壊死は
28.9%．

9）Nakajima, H., et al.：Accompanying arteries of
the lesser sephenous vein and sural nerve：ana-
tomic study and its clinical applications. Plast

Reconstr Surg. **103**(1)：104-120, 1999.
Summary　NAF，V-NAF が成立することを明ら
かにした．

10）Imanishi, N., et al.：Venous drainage of the dis-
tally based lesser saphenous-sural venoneuroad-
ipofascial pedicled fasciocutaneous flap：a radio-
graphic perfusion study. Plast Reconstr Surg.
103(2)：494-498, 1999.
Summary　遠位茎腓腹皮弁の静脈還流が小伏在
静脈の伴走静脈によるバイパスで成立している
ことを明らかにした．

11）Mojallal, A., et al.：Vascular supply of the distally
based superficial sural artery flap：surgical safe
zones based on component analysis using three-
dimensional computed tomographic angiogra-
phy. Plast Reconstr Surg. **126**：1240-1252, 2010.
Summary　血管造影にもとづく，皮弁の血行支
配に関する考察．

12）Ayyappan, T., Chadha, A.：Super sural neurofas-
ciocutaneous flaps in acute traumatic heel
reconstructions. Plast Reconstr Surg. **109**(7)：
2307-2313, 2002.

13）Al-Qattan, M. M.：A modified technique for har-
vesting the reverse sural artery flap from the
upper part of the leg：inclusion of a gastrocne-
mius muscle "cuf" around the sural pedicle. Ann
Plast Surg. **47**(3)：269-274, 2001.

14）Ögün, T. C., et al.：An easy and versatile method
of coverage for distal tibial soft tissue defects. J
Trauma. **50**(1)：53-59, 2001.

明日の足診療シリーズ I

足の変性疾患・後天性変形の診かた

好 評

監修　**日本足の外科学会**

日本足の外科学会監修のシリーズ第一弾！

足の外科診療における最先端の知識を全4冊のシリーズで網羅。その第一弾となる本書では「変性疾患・後天性の変形」についてをぎゅっとまとめました。
<u>文献 review</u> ともなる構成で、巻末には、便利な文献サマリー一覧付き！

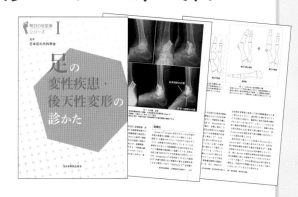

2020 年 12 月発行　B5 判　266 頁
定価 9,350 円（本体 8,500 円＋税）

目 次

さらに詳しくはこちら

全日本病院出版会　〒113-0033 東京都文京区本郷 3-16-4　Tel：03-5689-5989
www.zenniti.com　　　　　　　　　　　　　　　　　　　　　Fax：03-5689-8030

PEPARS No.174：10-15, 2021

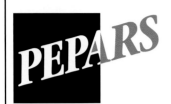

◆特集／足の再建外科 私のコツ

順行性内側足底皮弁による足の再建

林　祐司*

Key Words：内側足底皮弁（medial plantar flap），足底再建（plantar reconstruction），知覚皮弁（sensory flap），筋膜皮弁（fasciocutaneous flap），中隔皮弁（septocutaneous flap），島状皮弁（island flap）

Abstract　　順行性内側足底皮弁は足底の特徴的な皮膚を島状皮弁として無駄なく移植することができる有用な皮弁である．踵部底面の再建に最も有用であるが，踵部後面やアキレス腱部にも到達できる．悪性黒色腫などの踵部の悪性腫瘍の再建や外傷，褥瘡などの再建に有用である．血管茎は後脛骨動静脈から分岐した内側足底動静脈である．内側足底動静脈は短趾屈筋と母趾外転筋の間の内側筋間中隔を走行し，内浅弓枝と内側枝に分かれるのでこの両者を皮弁に取り込む．内側枝を皮弁に含めるために母趾外転筋筋膜と母趾固有趾神経は皮弁に含めて挙上する．短趾屈筋上の足底筋膜は皮弁に含めなくてもよい．皮弁に入る知覚神経を内側足底神経から fascicular dissection により分離して茎に取り込むことにより知覚皮弁とすることができる．踵部底面の再建には必ずしも知覚皮弁としなくても皮膚潰瘍の再発はない．知覚のある外力に対して強い皮膚を移植できる遊離皮弁としての応用価値も高い．

はじめに

　足底の皮膚は角質が厚く，線維性隔壁がありずれにくく，隔壁の中に脂肪組織がクッションとして存在しているという他の部位にはない特徴を持っている．足底には土踏まずという非荷重部位があり，この部位から皮弁を採取することにより足底に特徴的な皮膚による再建を行うことができる．土踏まずは非荷重部位なので，皮弁採取により大きな障害を残さない．内側足底皮弁は足底非荷重部位を内側足底動静脈を血管茎として島状皮弁として最大限に有効に利用することができる有用な皮弁である．Morrison らにより筋肉を含まない島状筋膜皮弁として報告された[1]．

＊　Yuji HAYASHI, 〒453-8511　名古屋市中村区道下町3丁目35番地　名古屋第一赤十字病院形成外科，部長

足部の再建の適応

　皮弁の皮膚が荷重に耐え得る特徴を持っているため，順行性島状皮弁として利用する場合は踵部底面の荷重部再建が最もよい適応となる．踵部後面やアキレス腱部にも到達できる．踵部底面は悪性黒色腫の好発部位であり，扁平上皮癌も発生するので悪性腫瘍を完全に切除後に荷重に耐える再建として有用である．踵部は褥瘡の好発部位であるので褥瘡再建にも有用である．踵部開放骨折などの外傷にも有用である．遊離皮弁として用いることにより対側の踵部の再建や手部の再建，さらには坐骨部褥瘡の再建に利用されている．神経が伴走しているので知覚皮弁として移植することができる．

血管解剖と血行について（図1）

　下腿主要3動脈で一番太い後脛骨動脈は内果後方から屈筋支帯と脛骨内側により形成される足根

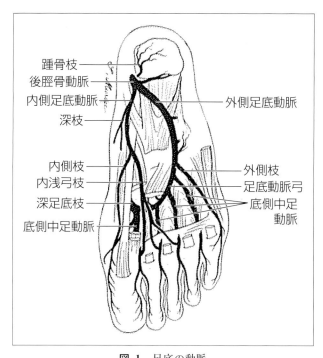

図 1. 足底の動脈
（文献 4 より転載）

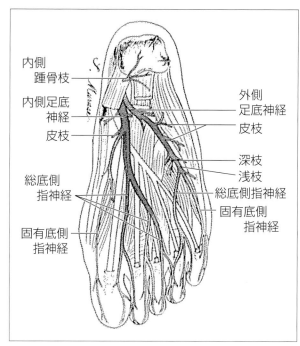

図 2. 足底の神経
（文献 4 より転載）

管に入り，母趾外転筋起始の深部で外側足底動脈と内側足底動脈に分かれる．内側足底動脈は浅枝と深枝に分岐し，浅枝は短趾屈筋と母趾外転筋の筋間を走行し，さらに内浅弓枝と内側枝に分かれる．英語では内浅弓枝は common plantar digital artery，内側枝は superficial tibial plantar artery とされている．内側足底動脈から母趾外転筋と短趾屈筋との間の筋間中隔を通って複数の皮枝が分岐している．筋間中隔の近位の穿通枝が太く，この位置は土踏まずの近位にあたる．内浅弓枝からの皮枝は遠位では少ない部分があるため，遠位を中心に皮弁を作る場合は内側枝を含む必要がある．内浅弓枝と内側枝に分かれる位置は内側足底動脈の起始から平均 6.0 cm であるが一定していない[2]．内側枝は内側足底動脈から分かれたあと，母趾外転筋筋膜を貫いて筋膜表層に至る．内側枝から複数の皮枝が土踏まず皮膚に分布している．内浅弓枝は遠位では 3 本または 2 本に分かれて総底側趾動脈となり，それぞれ対応する中足動脈と吻合する．この吻合があるため逆行性皮弁を作成することができる．足趾の血行は外側足底動脈と足背動脈の貫通枝によって形成される足底動脈弓

から分岐する中足動脈の血行が主体であり，内側足底動脈の終末枝である総底側趾動脈からの血行が関与する割合は小さいので，外傷や血管病変のない足であれば内側足底皮弁採取により足趾の血行が阻害されることはない．

内側足底動脈の深枝はさらに内側枝と外側枝に分かれ，深枝外側枝を利用する皮弁が medialis pedis flap である．静脈は動脈に伴走しているが，皮静脈から大伏在静脈に至る還流路も重要な役割を果たしている[3]．

神経（図2）は後脛骨神経が後脛骨動静脈に沿って足根管内を走行し，動静脈の分岐部より近位で内側足底神経と外側足底神経とに分岐する．動静脈とは異なり，内側足底神経の方が太い．内側足底神経は 3 本の総底側趾神経に分岐し，足趾の内側 7/10 は内側足底神経に支配される．外側 3/10 は外側足底神経の支配である．母趾固有底側趾神経は内側足底神経近位から分岐し土踏まず皮膚に知覚枝を出すとともに内側足底動脈の内側枝に伴走している．したがって内側足底皮弁を挙上する場合は母趾固有底側趾神経は末梢で切断し，皮弁の茎に含める[4)5]．

皮弁の挙上法

　皮弁の作図は足底非荷重部である土踏まず内にとどめる．幅が必要な場合は内側に拡大することは可能であるが，皮弁に内側枝を確実に含む必要がある．Pivot point は内側足底動脈が外側足底動脈と分岐する母趾内転筋基部に設定する．知覚皮弁とする場合は神経の分離が困難なので，pivot point はもう少し遠位とする．術前にドップラー聴音計やカラーエコーを使用して内側足底動脈の走行を確認しておく．皮弁遠位ではわかりにくいこともある．血管造影は通常は必要ないが，外傷例や動脈硬化の強い症例では行う．

　空気止血帯を使用するが，エスマルヒ帯を用いると血管が見えにくくなるので，下肢を軽度挙上して，血管内に血液を残した状態で駆血して手術を行う[6]．皮弁挙上は仰臥位でも腹臥位でも可能であるが，仰臥位の方が近位部での血管剥離がやりやすい．挙上は遠位から開始する方が剥離の層を間違うことがない[4)6)7]．

　仰臥位で行う場合は股関節を屈曲外転外旋し，膝関節を屈曲して足底が上向きになる体位で手術を開始する．皮島の遠位で皮切して足底腱膜直上まで切開し，足底腱膜を同定したら足底腱膜を浅く横切開して母趾外転筋と短趾屈筋との筋間中隔を見出し，筋間中隔の中で神経血管束を探す．血管は細いが太い神経を目安にして神経血管束を同定する[6]．

　この段階で血管（内浅弓枝）が同定できれば，血管を結紮切断して近位に剥離を進めることができる．次に皮島内側を切開して母趾外転筋筋膜下（母趾外転筋直上）の層で内側に向かって剥離し内側枝を確認して皮弁に取り込む．内側枝に伴走する母趾固有底側趾神経は皮弁末梢で切断し皮弁に含める[4)5]．母趾外転筋膜下を内側に進み筋間中隔に沿って深部に侵入し神経血管束を確認して血管のみを皮弁に含める．血管が見えない時は，空気止血帯による駆血を解除して，血管を拡張させ，ドップラー聴音計で血管走行を再度確認してから手術を進める．

　血管を結紮切断したら，血管と皮膚が分離されないように糸で仮固定しておく（図4）．内側足底神経を下床に残しつつ遠位および内側から皮弁を挙上していく．筋間中隔より外側の短趾屈筋上の足底腱膜は皮弁に含めなくてもよい[4]．皮島近位では太い穿通枝があるので，この部分が皮島と分離されないよう注意を払う．皮島近位で皮膚に侵入する知覚神経を内側足底神経本幹から分離して剥離し血管茎に含め知覚皮弁とする（fascicular dissection）[8]．遠位で血管が確認できない時は近位で血管を確認してから皮弁挙上を行うことになるが手技としては難しい[7]．

　短趾屈筋と母趾外転筋を栄養する筋枝を切離しながら近位に剥離を進め，外側足底動脈との分岐部まで剥離を進める．分岐部付近の剥離をするためには母趾外転筋を基部で切断し，皮弁挙上後に再度縫合固定する．外側足底動脈を切断することにより pivot point をさらに中枢に移動させることができるが，外側足底動脈は足の最も重要な血管であることに留意する．神経を血管の分岐部まで剥離することは困難である[4]．

　皮弁採取後は母趾外転筋と短趾屈筋の筋間に隙間が空いているので，この部分を吸収糸にて引き寄せて縫合し神経の露出を被覆後，全層植皮もしくは分層植皮を行う．術後にギプス固定を行う場合は皮弁の血流を確認するために開窓しておく．近年では内側足底動静脈を温存し，穿通枝のみで皮弁とする方法が発表されている[9]．

1．注意点

　本皮弁はうっ血をきたすことがある．血管茎の圧迫により圧に弱い静脈が閉塞してしまうことがうっ血の原因となるので，血管茎の通り道を広く剥離して，血管茎にかかる圧力を小さくする必要がある．外傷例では伴走静脈が閉塞していることがある．このような場合に皮静脈を皮弁に連続させて静脈還流を確保して移植した報告がある[10]．外傷例では特に静脈還流に注意し皮静脈の利用が可能かを意識しながら皮弁挙上を行う．

　縫合部が踵部底面の荷重部にくると角化が強くなることがある．

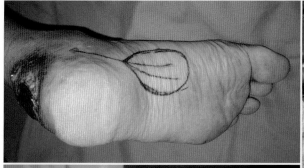

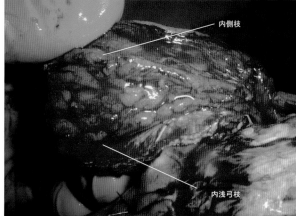

内側枝

内浅弓枝

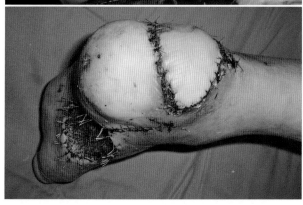

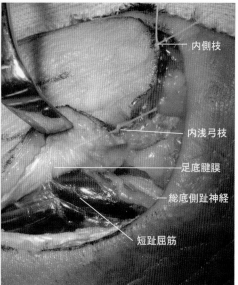

内側枝

内浅弓枝

足底腱膜

総底側趾神経

短趾屈筋

a	b
c	d

図 3.
症例1：49歳，男性
　a：バイク事故により踵骨後面およびアキレス腱付着部の挫滅創を受傷した．下腿にも挫創を受傷したため，内側側底皮弁にて被覆する計画とした．術前のドップラー聴音計にて2本の血管の走行を確認することができた．
　b：皮弁遠位にて血管を確認し結紮切断した．糸は血管を結紮後そのまま皮膚と固定して血管の位置のマークとした．
　c：皮弁の裏側には2本の血管が見える．内側枝と内浅弓枝である．
　d：術後1週間の状態．皮弁と植皮の生着は良好である．本例では皮弁を皮下トンネルにて通した．

　踵部底面の知覚再建に関しては意見が分かれている．知覚皮弁の有用性は言うまでもないが，fascicular dissection は長くても3cmであり[7)8)]，血管茎を長く採取すると知覚皮弁にはできなくなる．しかし無知覚皮弁を荷重部に移植しても潰瘍の再発はなかったと報告されている[5)11)]．知覚皮弁とするとかえって疼痛の原因になるという指摘もあり[12)]，本皮弁で踵部荷重部を再建する場合には必ずしも知覚皮弁とする必要はない．Instep は土踏まずではなく足背を指すためinstep flapという名称は不適切だと指摘されている[13)]．

2．コ　ツ

　血管と神経を分離する場合は，神経血管束から神経のみを分離するようにする[6)]．逆に血管を分離しようとすると静脈を損傷することがある．血管茎への圧迫を避けるため欠損部への通り道は皮下トンネルとはせずに切開して移動させる方が安全である．

　筋間中隔の近位には太い皮枝が存在するので，この部分は確実に皮弁に取り込む．内側枝を確実に皮弁に取り込むためには母趾固有趾神経を切断して母趾外転筋の筋膜とともに皮弁に含める[4)5)]．

3．症　例

症例1：49歳，男性

　バイク事故により踵骨後面およびアキレス腱付着部の挫滅創を受傷した（図3）．

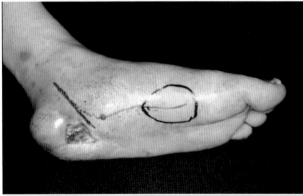

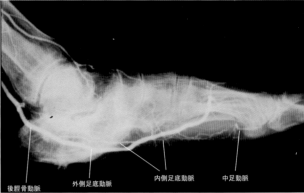

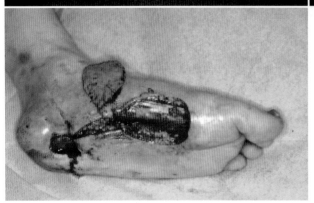

後脛骨動脈　外側足底動脈　内側足底動脈　中足動脈

図 4.
症例 2：47 歳，男性

a	b
c	

a：交通事故による踵部開放骨折の症例である．本例では血管は 1 本のみしか聴取できなかった．瘢痕の存在により pivot point を遠位に設定した．

b：外傷例であるので血管造影を行った．太い外側足底動脈と相対的に細い内側足底動脈が描出されている．趾への血行は足底アーチからの中足動脈が確認された．

c：皮弁外側の足底筋膜と軟部組織は温存した．血管茎には軟部組織を多めに付着させた．知覚神経の枝も茎に取り込んだ．母趾外転筋が露出するので表面に loose aleolar tissue を残して植皮が生着しやすいようにする．

症例 2：47 歳，男性

交通事故による踵部開放骨折の症例である（図4）.

参考文献

1) Morrison, W. A., et al.：The instep of the foot as a fasciocutaneous island and as a free flap for heel defects. Plast Reconstr Surg. **72**：56-65, 1983.
Summary　筋肉を含まない島状筋膜皮弁としての内側足底皮弁を報告した.

2) 並木保憲ほか：足底非荷重部位を利用した島状皮弁の血管解剖．日形会誌．**7**：130-140，1987.
Summary　内側足底動脈から分岐する内側枝と内浅弓枝の解剖を詳細に調べた.

3) Imanishi, N., et al.：Anatomical study of cutaneous venous flow of the sole. Plast Reconstr Surg. **120**：1906-1910, 2007.
Summary　足底皮膚の静脈還流について皮静脈から大伏在静脈に至る流れの重要性を指摘した.

4) 並木保憲，鳥居修平：足底非荷重部を利用した皮弁作製に必要な局所解剖．形成外科．**31**：682-689，1988.

5) 坂村律生ほか：内側足底皮弁及び逆行性内側足底皮弁による足底再建．形成外科．**46**：1009-1018，2003.
Summary　内側足底皮弁の術式における問題点，対立点を整理して述べている.

6) 鳥居修平，並木保憲：足底部皮膚欠損に対する内側足底皮弁．手術．**40**：1321-1325，1986.
Summary　内側足底皮弁の手術法と有用性を報告した.

7) 宮本義洋ほか：「つちふまず」皮弁(instep island flap)に必要な足底の解剖と手術の要点(原著論文)．日形会誌．**7**：389-401，1987.
Summary　足の横断面における血管神経の状況を調べ，皮弁挙上法につき述べている.

8) 小林誠一郎，関口順輔：神経付き内側足底皮弁．形成外科．**33**：1061-1069，1990.
Summary　Fascicular dissection により神経付き皮弁とする方法を示した.

9) Koshima, I., et al.：Island medial plantar artery perforator flap for reconstruction of plantar defects. Ann Plast Surg. **59**：558-562, 2007.
Summary　内側足底動静脈を温存して穿通枝の

Summary　解剖結果をもとにして皮弁挙上における注意点を述べた.

みを茎とする皮弁が作成できることを示した.

10）Wright, T. C., et al.：Proximally pedicled medial plantar flap based on superficial venous system alone for venous drainage. J Plast Reconstr Aesthet Surg. **66**：e201-e204, 2013.
　Summary　内側足底静脈が閉塞している症例に大伏在静脈で静脈還流させた皮弁を報告した.

11）岡田和子ほか：皮弁移植による足底部再建例の検討　平均5年以上の経過観察例. 日マイクロ会誌. **11**：172-176, 1998.
　Summary　知覚のない皮弁移植でも問題はない

ことを示した.

12）鳥居修平, 石川博彦：下肢領域の再建. 形成外科. **44**：889-897, 2001.
　Summary　順行性皮弁のみならず, 逆行性皮弁や下腿交叉皮弁としての応用を示した.

13）Altchek, E. D.：Instep flap：misnomer? Plast Reconstr Surg. **73**：501, 1984.
　Summary　Instep は土踏まずではなく足背を指すため instep flap という名称は不適切だと指摘した.

PEPARS No.174：16-20, 2021

◆特集／足の再建外科 私のコツ

逆行性内側足底皮弁の弱点とその対策

藤岡　正樹*

Key Words：遠位部足底荷重部再建(lateral forefoot reconstruction)，逆行性内側足底皮弁(reversed medial plantar flap)，内側足底動脈(medial plantar artery)，逆行性皮弁(reversed flow flap)，flow-through flap，皮弁うっ血(flap congestion)，虚血足(limb ischemia)

Abstract　　足底踵周囲の皮膚欠損は内側足底皮弁を使用することによって良好な結果を得ることができるが，前足部の足底の被覆は依然として課題であり，逆行性内側足底皮弁が開発されるに至った．ところが本皮弁は逆行性皮弁の常としてうっ血は必発であり，内側足底動脈を犠牲にすることによる足先部への虚血が危惧されるという問題点がある．本稿ではこれらの問題を解決するために，flow-through flap type の遊離前外側大腿皮弁を付加した逆行性内側足底皮弁を紹介する．本皮弁は内側足底血管系を再構築するので，足先部への血管供給を低下させず，皮弁のうっ血のリスクを低減し，ドナー部位の合併症を最小限に抑えることができるため，遠位足底部の皮膚欠損に対する理想的な再建オプションである．

はじめに

　内側足底皮弁は足底土踏まずの皮膚を使用するため，その厚い無毛の足底皮膚，衝撃を吸収する線維脂肪性皮下組織は，足底の皮膚欠損に対しては最適な再建材料とされている[1)2)]．本皮弁は足底近位部，踵周囲の皮膚欠損に対しては内側足底動静脈を茎とした順行性動脈皮弁として，足底遠位部の再建に関しては逆流性内側足底皮弁として使用することで足底のほぼ全域の軟部組織欠損を再建することが可能である[3)4)]．しかし，逆流性内側足底皮弁として使用する場合，静脈うっ血，ドナー部位の変形，足の血流循環の低下など，いくつかの問題と欠点がある．本稿ではこれらの問題を解決するために遊離前外側大腿皮弁をドナー部に追加した逆行性内側足底皮弁の実際を症例で提示し，その利点と適応を述べる[5)]．

* Masaki FUJIOKA，〒856-8562　大村市久原2丁目1001-1　国立病院機構長崎医療センター形成外科，部長

症例供覧

患　者：53歳，男性
診　断：右足底悪性黒色腫

　右足底の遠位外側体重負荷領域の悪性黒色腫を2 cm のマージンで足底筋膜を含む層で切除したため，小趾中足骨遠位端直下を中心に4×4 cm の皮膚・皮下組織欠損が生じた(図1-a)．同部の再建に5×4 cm の逆行性内側足底皮弁を挙上し島状皮弁として移動・被覆した．この際皮弁はうっ血調であった(図1-b)．皮弁の恵皮部である土踏まずの欠損は，6×5 cm の遊離前外側大腿(ALT)皮弁で再建した．この際，外側大腿回旋動静脈の下行枝を切断された内側足底動静脈の遠位部と近位部のそれぞれを端々吻合することによって flow-through flap として末梢の血流を担保した(図1-c)．その結果，中断された内側足底血管が正常な循環を取り戻したため，逆行性皮弁のうっ血が改善した(図1-d)．逆行性，遊離両皮弁の生着は良好であり3週間後，彼は徒歩で退院した．手術後7年の観察で歩行に問題はなく，胼胝や潰瘍など

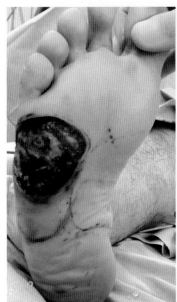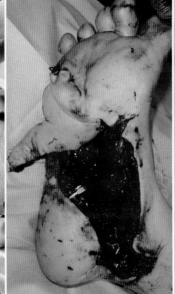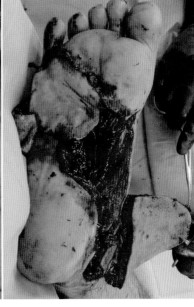

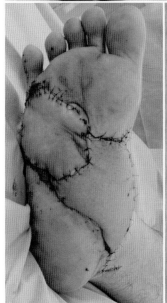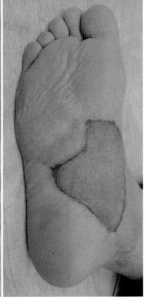

<table>
<tr><td>a</td><td>b</td><td>c</td></tr>
<tr><td>d</td><td>e</td><td></td></tr>
</table>

図1.

症例

　a：右足底の遠位外側体重負荷領域の腫瘍切除
　　　の4×4cmの皮膚・皮下組織欠損

　b：5×4cmの逆行性内側足底皮弁を挙上し
　　　た．皮弁はうっ血調である．

　c：皮弁の恵皮部である土踏まずの欠損に
　　　flow-through typeの遊離前外側大腿皮弁を
　　　付加．外側大腿回旋動静脈の下行枝を切断
　　　された内側足底動静脈の遠位部と近位部に
　　　interposeしている．

　d：手術直後．逆行性皮弁のうっ血が改善．

　e：術後7年．逆行性皮弁で再建された遠位外
　　　側荷重領域，土踏まず部の前外側大腿皮弁に
　　　胼胝や潰瘍などの足底皮膚の障害はなく経過
　　　している．

の足底皮膚の障害もなく経過している（図1-e）.

考　察

　一般に足底の荷重部皮膚の欠損は，同じく足底の非体重負荷領域である土踏まずの皮膚を使用する内側足底皮弁が使用される．足底皮膚の特徴である荷重やずれ応力に耐え，厚い角質と優れたtexture matchを提供できる唯一の再建材料としてその有用性は多くの報告がなされてきた[1]．Judeらの277例の順行性内側足底皮弁の文献分析

は，高い皮弁生存率（98.2％），低い皮弁合併症（9.4％），および低いドナー部位合併症（5.2％）を示している[2]．特に踵周囲の荷重部の欠損に対しては内側足底動静脈を茎とした順行性内側足底皮弁による再建は，golden standardである[2]．ただし，前足部の足底皮膚欠損の被覆は依然として課題で，この問題を解決するために，diatal basedの逆行性内側足底島状皮弁が開発されるに至り，慢性足底潰瘍，熱傷拘縮，および悪性腫瘍の切除後の前足部軟部組織再建に使用されるようになっ

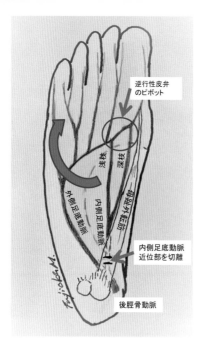

図 2.
逆行性内側足底皮弁挙上の際の
動脈解剖図

(図中ラベル)
逆行性皮弁のピボット
浅枝
深枝
外側足底動脈
内側足底動脈
母趾外転筋
内側足底動脈近位部を切離
後脛骨動脈

た[6]．しかし逆行性内側足底島状皮弁には以下の問題点があることが指摘されている．

① 皮弁のうっ血

② 足先部への血流の減少

　内側足底動脈の栄養血管である内側足底動静脈は踵骨内側，母趾外転筋下で後脛骨動静脈から分岐し，土踏まず中央付近でさらに浅枝と深枝に分かれて足底中足動静脈へと至る．すなわち順行性動脈皮弁であれば栄養血管である内側足底動静脈だけを茎として安定した血流で自由度の高い皮弁移動が可能であるが，逆行性皮弁とした場合，末梢で枝分かれした比較的細い浅枝・深枝もしくは足底中足動静脈を茎として皮弁を移動せざるを得ないために動脈血流もより乏しく，皮弁の移動自由度も制限される(図2)．これに対し，Koshimaらは内側足底動脈を犠牲にしない内側足底動脈の穿通枝を用いた皮弁を開発したが，皮弁の自由度から外側の前足部の大きな欠損については十分に対応できない[6]．逆行性内側足底島状皮弁では同部の被覆も可能であるが，逆行性皮弁ゆえの逆静脈弁の存在が皮弁の静脈還流に不利に働き，皮弁うっ血は必発と言える．林田らは足底遠位部の再建に逆行性内側足底島状皮弁を用いた4例すべて

がうっ血を呈し，1例は部分壊死を生じたと報告している[7]．このように皮弁がうっ血を呈している場合は，付加的静脈吻合(super-discharge, super-drainage)が必要となる[8]．

　さらに内側足底皮弁は，足の血行循環を低下させる内側足底血管系の犠牲を強いるため，末梢動脈疾患(PAD)では虚血肢をきたす心配がある．

　これらのうっ血，足虚血という循環障害の問題を解決するためには，切離内側足底動静脈へ静脈移植によるバイパスが有効であるが，ここでは静脈移植の代わりにALT皮弁の栄養血管である外側大腿回旋動静脈の下行枝を切断された内側足底動静脈にflow-through flapとしてinterposeすることによってこれらの問題を一気に解決する方法を提唱する[9)10]．flow-through flapを挿入することによって切断された内側足底血管が再建されるため，逆内側足底皮弁を含む遠位足の血流は生理的となり，この意味で，この内側足底皮弁は，厳密にはdistal basedでも逆行性皮弁でもないが，土踏まず部位の足底皮膚を足底遠位部に移動するには最も安全な方法と言える(図3)．

　本法では順行性，逆行性内側足底皮弁におけるもう1つの問題点であるドナーサイトの合併症も

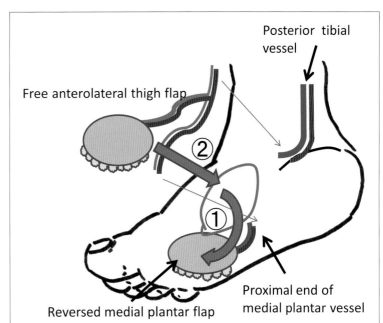

図 3.
切断された内側足底動静脈を flow-through flap を付加することで再建する模式図
①逆行性内側足底皮弁を組織欠損荷重部に移動する.
②逆行性内側足底皮弁の恵皮部の皮膚欠損層を遊離前外側大腿皮弁で被覆するとともに皮弁の外側大腿回旋動静脈の下行枝遠位端を切断された内側足底動静脈の近位端に吻合する.

（図中ラベル）
Free anterolateral thigh flap
Posterior tibial vessel
Reversed medial plantar flap
Proximal end of medial plantar vessel

未然に防ぐことができる. 本皮弁による再建術後の内側の足底拘縮または/および角質増殖をもたらす二次的なドナー部位の変形は, 同部に施した植皮片の拘縮に起因し, 歩行障害を引き起こすことがある. さらには神経に直接植皮することによる内側足底感覚障害も発症する可能性がある[8]. 結果としてドナー部位である土踏まず部の被覆を遊離前外側大腿皮弁で行うことによって, 上記のトラブルが最小限に抑えられる. これは, 従来の植皮術に比べて潜在的な利点である.

結　語

flow-through type の遊離前外側大腿皮弁をドナー部に付加した逆行性内側足底皮弁は, 遠位足底欠損に対して安全で有用な再建オプションである.

参考文献

1) Acikel, C., et al.：Various applications of the medial plantar flap to cover the defects of the plantar foot, posterior heel, and ankle. Ann Plast Surg. **50**：498-503, 2003.
Summary　内側足底筋膜皮弁で足底皮膚軟部組織の欠陥がある 24 人を順行性島状皮弁, 逆流島状皮弁, 遊離皮弁, クロスフット皮弁で再建し有用性を報告.

2) Jude, L. O. A., et al.：The use of local medial plantar artery flap for heel reconstruction：a systematic review. Cureus. **12**(8)：e9880, 2020.
Summary　277 例の逆行性内側足底皮弁を review し, 高い皮弁生存率（98.2%）, 低い皮弁合併症（9.4%）, および低いドナー部位合併症（5.2%）を示した.

3) Takahashi, A., et al.：Use of a reverse-flow plantar marginal septum cutaneous island flap for repair of a forefoot defect. J Foot Ankle Surg. **41**：247-250, 2002.
Summary　内側足底動脈の内側分岐解剖に基づく逆行性内側足底皮弁を報告.

4) Bhandari, P. S., Sobti, C.：Reverse flow instep island flap. Plast Reconstr Surg. **103**：1986-1989, 1999.
Summary　逆行性内側足底動脈皮弁を用いて第 2 および第 3 中足骨頭部の足底潰瘍があるハンセン病患者を治療.

5) Fujioka, M., et al.：Reconstruction of lateral forefoot using reversed medial plantar flap with free anterolateral thigh flap. J Foot Ankle Surg. **53**(3)：324-327, 2014.
Summary　flow-through type の遊離前外側大腿

皮弁をドナー部に付加した逆行性内側足底皮弁の有用性を最初に報告.

6) Koshima, I., et al. : Island medial plantar artery perforator flap for reconstruction of plantar defects. Ann Plast Surg. **59** : 558-562, 2007.
Summary　内側足底動脈の穿通枝皮弁を開発し足底再建に利用した.

7) 林田健志, 山川　翔：足底遠位部に生じた皮膚悪性腫瘍切除後の再建に逆行性内側足底皮弁を用いた症例の検討. 日マイクロ会誌. **31**(3)：137-142, 2018.
Summary　逆行性内側足底皮弁によるうっ血の問題を提起.

8) 佐々木　薫ほか：外側足底動脈を茎とした逆行性内側足底皮弁の2例. 日マイクロ会誌. **28**(3)：125-129, 2015.
Summary　逆行性内側足底島状皮弁のうっ血に対して付加的静脈吻合の必要性を提唱.

9) Fujioka, M. : Application of free flow-through anterolateral thigh flap for the reconstruction of an extremity soft tissue defect requiring vascularization. Flap surgery. Chapter 4 Rijeka：InTech；51-76, 2018.
Summary　虚血四肢に対し末梢の血行を担保したflow-through anterolateral thigh flapの有用性を紹介.

10) Ao, M., et al. : Reconstruction of posttraumatic defects of the foot by flow-through anterolateral or anteromedial thigh flaps with preservation of posterior tibial vessels. Ann Plast Surg. **38**：598-603, 1997.
Summary　4人の足外傷後組織欠損をflow-through anterolateral or anteromedial thigh flapsで再建.

PEPARS No.174：21-29, 2021

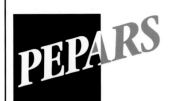

◆特集／足の再建外科 私のコツ

遊離皮弁による足の再建

関堂 充*1 佐々木 薫*2

Key Words：マイクロサージャリー（microsurgery），微小血管吻合（microvascular anastomosis），足再建（foot reconstruction），遊離皮弁（free flap）

Abstract 足の再建は小範囲から中程度の欠損では一般的に局所皮弁によるものが優先され，特に荷重部再建は有茎内側足底皮弁が基準である．しかし，局所皮弁や有茎皮弁で再建できない場合や利用できる組織が近接していない場合には遊離皮弁が選択される．下肢における遊離皮弁移植は他の部位に比較し，血管病変などのため皮弁壊死が多いと言われている．合併症を避けるためには欠損の原因による吻合血管の変化を知り，適切な吻合血管の選択，剥離や吻合血管の配置などに注意が必要である．再建部位は大きく分けると荷重部と非荷重部となり，要求される機能が異なっている．本稿では足の再建の特徴，欠損の種類，吻合血管の選択や露出方法，血管吻合のポイントや手術時の注意点について解説する．

はじめに

足の構造は足底荷重部，足底非荷重部，それ以外の部位に分けられる．

足底は解剖学的に厚い角質，脂肪組織をもち，縦走する膠原線維により，皮膚は強固に足底腱膜と結合している．線維性中隔は弾性線維からなり，囲まれた小室には脂肪組織がありクッションとなっている．

生理的荷重部は第Ⅰ，第Ⅴ足趾MP関節部，足底外側部，踵部である．荷重部再建に要求される機能は，① 荷重，剪力に耐えること，② protective sensation を獲得すること，③ 靴の着用が可能であること，④ 歩行機能である[1]．

非荷重部や他の部位に要求されるのは良好な contour をもった再建を行い，靴など装着を妨げ

ないことである．本稿では足における遊離皮弁を用いた再建における皮弁の選択，吻合血管の選択，血管吻合ポイント，注意点などについて詳述する．

遊離皮弁の適応

踵など荷重部は構造の似た同側の有茎内側足底皮弁，遠位荷重部は遠位茎または逆行性内側足底皮弁などが用いられる．他の部位では逆行性腓腹皮弁，逆行性腓骨動脈皮弁，lateral calcaneal flap なども有用である．しかし，有茎皮弁で被覆できるサイズや部位には限界があり，さらに大きな範囲では遊離皮弁，遊離筋皮弁を検討する必要がある．また近接する組織が瘢痕などで使用できない場合にも遊離皮弁の適応となる．足再建に使用される遊離皮弁は内側足底皮弁のほか広背筋皮弁，広背筋弁に植皮をしたもの，前外側大腿皮弁，肩甲皮弁，大腿筋膜張筋皮弁，前腕皮弁，鼠径皮弁などが報告されており，欠損の大きさや部位によって選択する必要がある．

*1 Mitsuru SEKIDO，〒305-8575 つくば市天王台1-1-1 筑波大学医学部形成外科，教授
*2 Kaoru SASAKI，同，講師

欠損の原因および状態

　足への遊離皮弁が必要な場合は，①外傷後組織欠損，②腫瘍切除後欠損，③下肢の血管病変による潰瘍などがある．

　外傷では受傷後後期は特に欠損だけではなく，周囲の線維化，外傷による血管の損傷が近位まで及んでいる可能性がある．受傷後血管鞘に沿って浮腫，線維化が進みpost traumatic vessel disease（PTVD）[2]という状況になり，受傷7日で完成するとされている．受傷後72時間以降は有意に遊離皮弁の生着率が低下するという報告もある[3]．そのため損傷部より離れた近位で吻合血管を選択する必要が生じることもしばしば経験する．感染などを伴うこともあり，感染のコントロールが術前に必要となる．

　腫瘍切除直後の欠損では近接した血管が利用できることが多い．しかし，病理検査で陰性などを確認して二次的再建となる場合には待機中に炎症が生じるため血管の状態に注意する．また放射線治療後には照射野外で吻合血管を求める必要がある．

　糖尿病性潰瘍や重症虚血肢など下肢の血管病変では病変の少ない部位を選択する．血流の悪い場合には経皮的血管形成（PTA：percutaneous transluminal angioplasty）やバイパスなどを術前に行っておくことも必要である．血管造影などで虫食いや途絶がある場合には病変のない部位を選択する．虚血肢の場合，血流不足の部位に血流を補うnutrient flapとしての役割も期待できる．

術前検査

　事前に血管造影などで血管の状態を把握しておく．CT angiography，MRI angiographyは比較的低侵襲で有用である．下肢血管，特に膝下での前脛骨動脈，後脛骨動脈，腓骨動脈の狭窄，途絶などを確認する．血管エコーも動脈硬化，血流速度の事前評価に有用である．また血管病変が疑われる時はankle brachial index（ABI）やskin perfusion pressure（SPP）などで閉塞の程度を把握し

ておく．静脈の状態もエコーなどで把握しておくことが望ましい[4]．下肢静脈瘤や炎症などで硬化した皮膚では浅在静脈が十分に還流しない場合があり，その場合には深在静脈の使用を予定しておく．また糖尿病などの基礎疾患などもコントロールしておくことが必要である．

吻合血管の露出（図1）

　足の再建に主に使用されるのは前脛骨動脈，その末梢である足背動脈，後脛骨動脈である[5)6]．腓骨動脈は深層に位置し，展開が困難であることにより選択しにくい．

　前脛骨動脈は下腿前面の皮膚を切開すると，上伸筋支帯下で長母趾伸筋，前脛骨筋のあいだで脛骨外側を神経，伴走静脈とともに走行しているのが確認できる．またその末梢の足背動脈は足背-足趾の血流を支配しており外踝と内踝の中点から第一趾間に向けた線上で長母趾伸筋外側にて触知可能であり皮膚および下伸筋支帯を切開すると，長母趾伸筋外側で露出が容易であり2本の静脈が伴走している．

　後脛骨動脈は内踝後方1 cm程度を走行し，体表から拍動を触知する．足底-足趾の血流を支配しており，足背動脈と足底動脈弓を介しての交通がある．内踝後方で屈筋支帯を切開すると深層で存在が確認できる．頭側では腓骨動脈との交通枝があり，将来の血管閉塞時のためにその末梢で使用する．

　吻合静脈は伴走静脈の他，内側や足背であれば足背静脈，大伏在静脈およびその枝，外側であれば小伏在静脈が皮下にあり選択肢となる．

血管吻合のポイント

　下肢の再建では血管攣縮が起こりやすいため，愛護的に剥離する．4％キシロカインや塩酸パパベリンを血管に外用して攣縮を防ぐようにしたり，生食ガーゼなどを当てておくなど乾燥を防ぐように心がける．動脈の血流が悪い場合には周囲の線維化した組織を切除したり，近位側まで剥離を追加すると血流が増加することがある．また麻

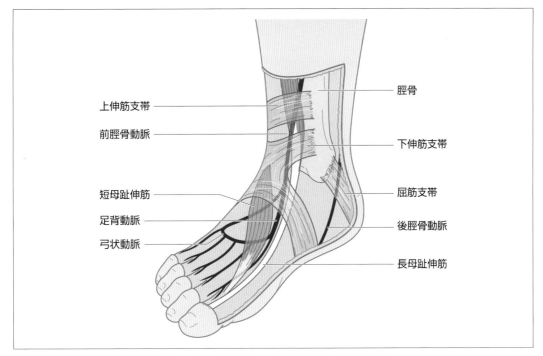

図 1. 足の再建に用いられる動脈と周囲の解剖

図中ラベル：上伸筋支帯／前脛骨動脈／短母趾伸筋／足背動脈／弓状動脈／脛骨／下伸筋支帯／屈筋支帯／後脛骨動脈／長母趾伸筋

酔維持のため血圧が 100 以下になっていることが多く，動脈の噴出が悪い時には血圧を上げて確認する．必要な場合には静脈移植を併用し，よい血流が得られる位置での吻合を行うようにする．血管が反転しにくい場合には back wall technique が有用である．下肢の動脈では内膜肥厚，内膜剥離，血管壁の石灰化などが見られることがある．内膜の剥離などを起こしやすい時には血管クランプを静脈用の弱いものを使用し，血管の内膜側から両端針などを用いて針をかけるよう心がける．血管壁が硬化している場合は 8-0，7-0 ナイロン糸やプロリン糸を用いる．

吻合静脈は静脈瘤や炎症などで表面の静脈が使用できない場合には深部の伴走静脈を使用する．

足底以外は皮下組織が薄く，下に骨があるので，吻合血管の表層を閉鎖すると緊張が強く血管が圧迫される場合がある．その場合，吻合部直上を縫合せずに吻合部直上に人工真皮や植皮を利用したり，開放として軟膏などで覆っておくとよい．皮弁デザインで三角弁を血管の上に差し込むようにしても安全である．

血管造影などで前脛骨動脈，後脛骨動脈，腓骨

動脈がすべて狭窄なく描出されている場合や断端部の被覆には動脈端々吻合が可能である．しかし主血管の途絶がある場合や損傷がある場合には端側吻合または Flow-through[7]にて血流を途絶させないことを検討する．Flow-through としては前外側大腿皮弁であれば外側広筋への枝と下行枝で，広背筋皮弁であれば胸背動脈と前鋸筋枝分岐部末梢，または肩甲下動脈と肩甲回旋動脈への分岐などを用いる．

Flow-through や端側吻合において吻合した末梢の血流が維持されるかは議論のあるところである．Nasir ら[7]は Flow-through でレシピエント血管自体の血流が増加した例を報告しているが，糖尿病性足病変では端側吻合末梢で血管抵抗が高いため皮弁への血流の steal が起こり，末梢血流不全が増悪した症例も報告されている[8]．

レシピエント血管への血流の増加にも限度があると言われ，端側吻合により末梢 SPP が低下した症例も報告[9]されている．Flow-through や端側吻合はいずれにせよ吻合部末梢の血流を残すことができるので，他の分枝が途絶している症例には有用な手段と考えられる．

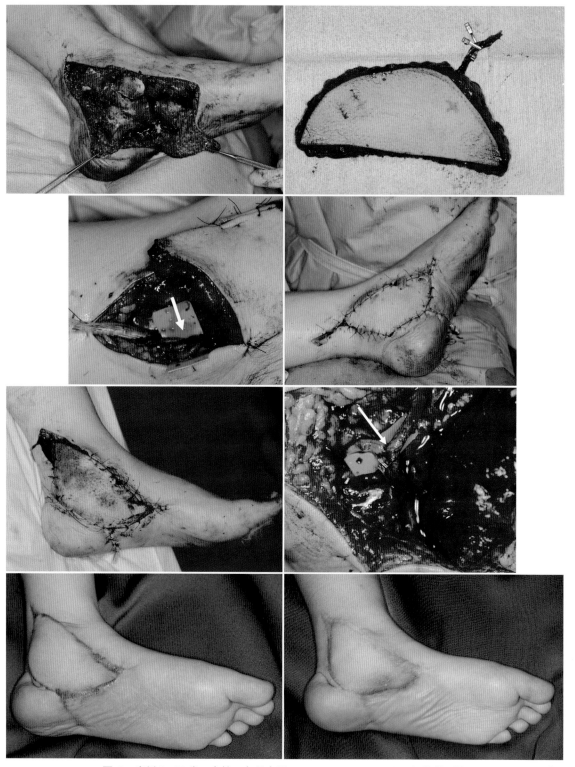

図 2. 症例 1：29 歳．女性．左足内側 synovial sarcoma による切除後再建

a：切除後欠損
b：採取した遊離前外側大腿皮弁
c：左後脛骨動静脈と端々吻合を行った（矢印）．皮弁は右
d：術直後
e：術後 1 日．静脈血栓による皮弁うっ血
f：大伏在静脈に静脈を再吻合（矢印）
g：術後 1 年
h：Defatting 後 1 年 6 か月

a	b
c	d
e	f
g	h

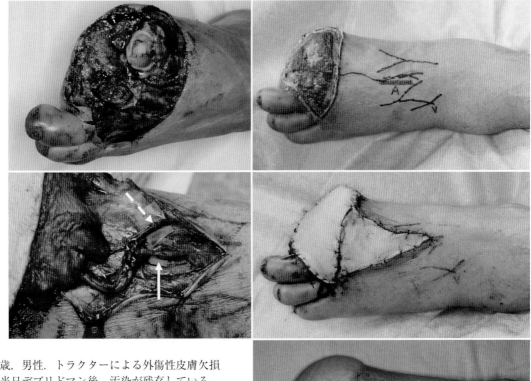

図 3.
症例 2：72 歳，男性．トラクターによる外傷性皮膚欠損
　a：受傷当日デブリドマン後．汚染が残存している．
　b：保存的治療 4 週後．良好な肉芽を認める．
　c：左大腿より 8×6 cm の前外側大腿皮弁を採取し足背動
　　　静脈と端々吻合（矢印）．静脈の 1 本は大伏在静脈と端々
　　　吻合（破線矢印）．左が皮弁
　d：術直後．血管吻合部上に植皮した．
　e：術後 7 か月

足底以外の再建

症例 1：29 歳，女性．腫瘍切除後再建

　左足 synovial sarcoma により舟状骨，距骨の一部，内踝を含む広範切除が行われた（図 2）．骨は露出し欠損は 6×9 cm となった．同時再建につき筋内穿通枝 2 本を含む 7×12 cm の遊離前外側大腿皮弁を右大腿より挙上した．血管吻合は欠損近位で後脛骨動脈を露出し外側大腿回旋動脈下行枝と端々吻合，後脛骨静脈の伴走静脈 2 本をそれぞれ外側大腿回旋静脈下行枝と端々吻合した．吻合部の上はペンローズを挿入し閉創，皮弁採取部は単純閉創した．術翌日，就寝時に吻合部が圧迫されたとのことで皮弁のうっ血を認めた．手術室で開創したところ吻合部より近位の静脈血栓であった．吻合部での圧迫と考え，血管再吻合を行った．

静脈のうち 1 本は大伏在静脈，他は伴走静脈と再吻合した．血管の上は緊張をとるため疎に縫合した．皮弁は全生着した．術後 1 年で靴を履く時の bulkiness を訴え defatting した．靴の装着も問題なく経過している．

症例 2：72 歳，男性．外傷性皮膚欠損

　農作業中トラクターに左足を挟まれ受傷．挫滅と汚染のため，受傷当日はデブリドマンと洗浄のみが行われた（図 3）．保存的治療を行い，感染が改善し良好な肉芽となった 4 週後に当科にて再建を行った．断面をデブリドマン，腐骨切除すると欠損は 6×4.5 cm となった．左大腿より 8×6 cm の遊離前外側大腿皮弁を挙上した．近位の足背動脈はよく触知し血流も良好であった．血管吻合は左足背動脈と端々吻合，静脈は 2 本あるうちの 1 本は足背静脈に端々吻合，もう 1 本は大伏在静脈

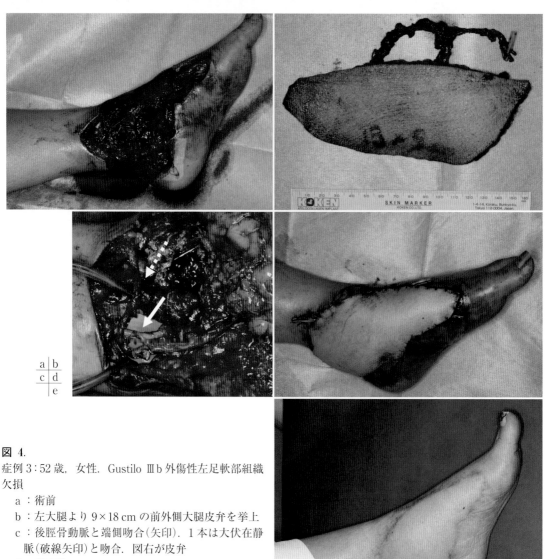

図 4.
症例 3：52 歳．女性．Gustilo Ⅲb 外傷性左足軟部組織
欠損
　　a：術前
　　b：左大腿より 9×18 cm の前外側大腿皮弁を挙上
　　c：後脛骨動脈と端側吻合（矢印）．1 本は大伏在静
　　　脈（破線矢印）と吻合．図右が皮弁
　　d：術直後
　　e：術後 2 年 6 か月

に端々吻合した．血管吻合部は緊張が強いため単純縫合せずに，上に採取部閉創時に dog-ear を修正した皮膚を全層植皮として貼付した．皮弁採取部は単純閉創可能であった．術後 7 か月の時点で装具を用いて歩行可能である．

　症例 3：52 歳．女性．左足関節開放性骨折
　転倒して左下肢をフォークリフトで挟まれ受傷．左足関節開放骨折（Gustilo Ⅲb）となり同日当院救急部にてデブリドマン，創外固定を行ったが，剝脱した皮膚が壊死し，デブリドマン，陰圧閉鎖療法を行った．術後 7 日目，軟部組織の被覆，骨の固定のため当科にて手術を行った（図 4）．骨

固定後左足内側の軟部組織欠損は 6×12 cm であった．9×18 cm の 2 本の筋内穿通枝をもつ前外側大腿皮弁を左大腿より挙上．創近位で後脛骨動静脈を屈筋支帯下で確認し，剝離した．良好な血流を認め，血管吻合は外側大腿回旋動脈下行枝と後脛骨動脈を端側吻合．皮弁静脈は 2 本あり，1 本は後脛骨静脈と，もう 1 本は大伏在静脈とそれぞれ端々吻合を行った．皮弁下にペンローズを挿入し閉創し，皮弁採取部は単純縫縮可能であった．最後に創外固定を行った．術後 8 か月の時点で皮弁が bulky であったため除脂術を行った．術後 2 年 6 か月の時点で形態は良好である．

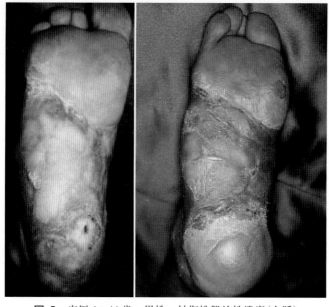

a｜b

図 5．症例 4：44 歳，男性．外傷性難治性潰瘍（右踵）
　　a：術前．対側から遊離内側足底皮弁を採取．骨切りによるアーチの修正を
　　　行った．血管吻合は後脛骨動静脈と端々吻合を行った．
　　b：術後 3 年 9 か月．踵部の潰瘍は認められない．

（文献 1 より引用）

足底荷重部の再建

　足底の再建では前述のように荷重に耐えるなどの特殊な機能が要求されるため類似した構造や軟部組織，皮膚の厚みがある対側からの遊離内側足底皮弁が基準となる．しかし，範囲が広かったり，対側足底も使用できない場合には他の遊離皮弁が必要となる[1]．

　荷重部再建においては皮弁より広背筋などの筋弁や筋膜弁に植皮した方が優れているというMay らの報告がある[10]．筋皮弁は厚みがあり，クッション効果が期待されるが筋肉・皮下組織・皮膚の結合が疎であり，剪断力により動揺し，組織がずれて潰瘍を形成しやすい．荷重圧分布では筋肉上に植皮をした方が正常圧分布に近く潰瘍形成も少ないと報告されている．重要なのは組織や皮膚・角質などの厚みではなく，皮膚・軟部組織の適度な緊張，良好な contour を形成し，荷重圧を分散させることとである[1)10)]．筋弁は長期的に萎縮し，形状が変化する可能性が考えられ，筋弁よりは contour を整えた皮弁の方を我々は選択し

ている．知覚再建については潰瘍発生予防には効果がない[11]とされ，最近は行っていない．また知覚再建を行わなくても周囲からの spontaneous neurotization によりある程度の知覚が獲得でき，形状が良好であれば深部知覚のみで十分との説もある．

　症例 4（文献 1 より改変）：44 歳，男性．外傷性難治性潰瘍

　幼少時に受傷，足底への分層植皮を受ける．踵部に過角化，難治性潰瘍を生じたため（図 5），対側よりの 13×7 cm の遊離内側足底皮弁移行を行った．踵部の植皮を切除し，足根骨の骨切り，腱延長によるアーチの修正を行った．吻合血管は後脛骨動静脈と端々吻合を行った．知覚神経を後脛骨神経の枝と端々吻合した．皮弁は生着したが歩行開始後皮弁辺縁部に潰瘍を生じ，中足骨の骨切り，患側足底部への植皮を追加した．術後 3 年9 か月，荷重部の潰瘍再発は認めない．

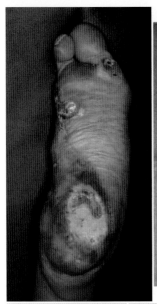
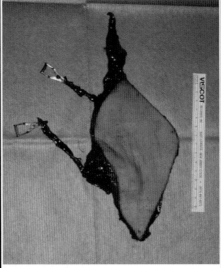
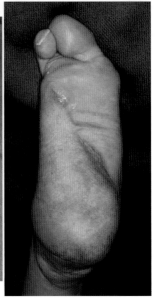
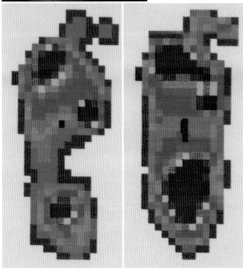

a	b	c
d①	d②	

図 6.
症例 5：55 歳，男性．瘢痕性足底潰瘍（右）
　a：術前．踵部の潰瘍，前足部の過角化を認める．
　b：左大腿より前外側大腿皮弁を採取
　c：術後 60 か月．踵部潰瘍，過角化を認めない．
　d：術前（①）・後（②）の荷重圧分布．赤が荷重部．術後荷重部が分散されている．
（文献 1 より引用）

　症例 5（文献 1 より改変）：55 歳，男性．瘢痕性足底潰瘍

　幼少時に車にひかれ右第Ⅲ～Ⅴ趾切断，踵部を含む軟部組織欠損を受傷し，分層植皮術を受けた．踵部の難治性潰瘍のため手術を行った（図6）．術前に測定した荷重圧分布においては右踵部，第Ⅰ趾MP関節，外側部に荷重が集中し，同部に潰瘍・過角化が生じていた．左大腿部より15×25cmの遊離前外側大腿皮弁を挙上，外側大腿皮神経を知覚神経として含めるようにした．血管吻合は後脛骨動静脈と端々吻合を，神経縫合は腓腹神経踵骨枝と行った．術後28か月の2PD 11 mm，Semmes-Weinstein test 4.74 g/mm と非常に良好であり術後60か月，足底板を装着し潰瘍の再発は認めない．荷重圧分布では術前と比較し踵部，前足部の荷重部が拡大し，荷重の分散化が得られている．

まとめ

　遊離皮弁を用いた足再建について適応，血管の選択および剝離，血管吻合のポイント，部位による特徴などを述べた．歩行，荷重などのため良好なcontourを形成する必要があると考えられた．

参考文献

1) 関堂　充ほか：各種遊離組織移植を用いた足底荷重部再建の経験．日形会誌．**25**：715-723, 2005.
　Summary　遊離皮弁による足底荷重部再建のまとめ．

2) Khouri, R. D.：Avoiding free flap failure. Clin Plast Surg. **19**：773-781, 1992.
　Summary　外傷後の血管病変（post traumatic vessel disease）に関する記述．

3) Godina, J.：Early microsurgical reconstruction of complex trauma of the extremities. Plast Reconstr Surg. **78**：285-291, 1986.
　Summary　外傷後遊離皮弁生着率の低下を示す．

4) 橋本一郎：【Step up！マイクロサージャリー—血管・リンパ管吻合，神経縫合応用編—】四肢再建における血管吻合のコツ．PEPARS. **128**：46-52, 2017.
　Summary　四肢再建における各種再建の特徴が記載されている．

5) Strauchi, B., Yu, H. L.：Lower leg and knee. Recipient site exposure. Atlas of Microvascular Surgery. Anatomy and Operative Approaches. Strauchi, B., et al., ed. 301-313, Thieme Medical Publisher, New York, 1993.
　Summary　下肢の吻合血管の露出について図解で解説されている．

6) Strauchi, B., Yu, H. L.：Ankle and foot. Recipient site exposure. Atlas of Microvascular Surgery. Anatomy and Operative Approaches. Strauchi, B., et al., ed. 379-383, Thieme Medical Publisher, New York, 1993.
　Summary　足関節-足の吻合血管の露出について

図解で解説されている．

7) Nasir, S., et al.：Flow-through free latissimus dorsi flap for reconstruction of injured limbs：evaluation of hemodynamic effects on extremety circulation. Ann Plast Surg. **65**：164-169, 2010.
　Summary　下肢Flow-throughによる動脈再建後の末梢，中枢血流変化の報告．

8) Sonntag, B. V., et al.：Microvascular steal phenomenon in lower extremity reconstruction. Ann Plast Surg. **34**：336-340, 1995.
　Summary　端側吻合による糖尿病性足病変の末梢血流不全の報告．

9) 小川晴生，田原真也：端側動脈吻合を用いた下肢遊離皮弁における吻合部末梢側皮膚灌流圧の変化を測定した一例．創傷．**7**：20-25, 2016.
　Summary　後脛骨動脈端側吻合による末梢SPPの低下．

10) May, J. W., et al.：Free microvascular muscle flaps with skin graft reconstruction of extensive defects of the foot：a clinical and gait analysis study. Plast Reconstr Surg. **75**：627-641, 1985.
　Summary　荷重部再建に対する遊離広背筋弁＋植皮の報告．

11) Potparic, Z., Rajacic, N.：Long-term results of weight-bearing foot reconstruction with non-innavated and reinnervated free flaps. Br J Plast Surg. **50**：176-181, 1997.
　Summary　足底荷重部再建の知覚，非知覚皮弁による違いの報告．

PEPARS No.174：30-36, 2021

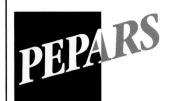

◆特集／足の再建外科 私のコツ

局所・区域皮弁による足の再建

荻野　晶弘*

Key Words：局所皮弁(local flap)，区域皮弁(regional flap)，足部の再建(reconstruction of foot)，外側踵部皮弁(lateral calcaneal flap)，外側上外果皮弁(lateral supramalleolar flap)

Abstract　足部の皮膚軟部組織欠損の再建においては，その部位的・解剖学的特徴から，適切な皮弁選択が必要である．足背部やアキレス腱部には薄い皮弁が適応され，足底荷重部には厚く荷重や摩擦に耐久性のある皮弁が望ましい．露出部となる足部においては，近隣組織を用いた局所・区域皮弁による再建が有用となる．しかし，足部は周囲組織の余裕がないため，無理に局所・区域皮弁で再建するとよい結果が得られない場合がある．本稿では，足部の局所・区域皮弁再建について代表的な皮弁を紹介し，その概要について述べた．

はじめに

　足部の機能・整容面を考慮すると，近隣組織を用いた局所・区域再建が有用であるが，足部は身体の末梢に位置するため血行に貧弱な部位であり，周囲組織の余裕がないため局所より皮弁を採取するには限界がある．従来，ある程度以上の大きな欠損には cross foot flap 法に代表される遠隔皮弁移植が行われてきた．しかし，複数回の手術と不自然な肢位固定を必要とするなどの問題点があった．近年では，マイクロサージャリーの発展により足部の大きな欠損には遊離皮弁移植が一般的に行われるようになった．

　本稿では，足部皮膚軟部組織欠損に対する局所・区域皮弁の選択と皮弁移植における注意点につき述べた．

＊　Akihiro OGINO, 〒143-8541　東京都大田区大森西 6-11-1　東邦大学医療センター大森病院形成外科，教授

足部皮膚の解剖学的特徴

　足背部および足関節部，アキレス腱周囲の皮膚は伸展性と可動性を有し，薄く，皮下組織は粗で脂肪組織は少ない．一方，足底部は荷重に耐えられるように足底皮膚は厚い角質層を有し，線維中隔を介し足底腱膜との連続性により固着性があり，歩行の際の皮膚のずれを防いでいる．また，線維中隔の間に脂肪組織が充満し，クッションとして働く耐圧構造となっている．足部皮膚軟部組織欠損の再建においては，これらの解剖学的特徴を考慮する必要がある[1]．

局所皮弁と区域皮弁

　局所皮弁とは，皮弁作成部を欠損部周囲に求める皮弁の総称である．一般的には，比較的小さな欠損に対して局所に作成される皮弁であり，皮膚茎を有する前進皮弁・横転皮弁・回転皮弁や，皮下茎皮弁や島状皮弁などに分けられる．隣接する組織を用いるため，術後の色調・質感に優れる特

徴をもつ.

　一方，区域皮弁は，局所皮弁が一般に random な血行概念から作成されるのに対し，axial な血行を含み欠損部近隣に作成される皮弁の総称として理解される.　血行の安定性に加え島状皮弁としての利用が可能であり，局所皮弁に比べ到達範囲が拡大される[2].

欠損部位による皮弁の選択

1．足背部・足関節・アキレス腱部の再建

　足背近位部や足関節・アキレス腱部の場合は，後脛骨動脈や腓骨動脈の下腿遠位部の穿通枝を含めた島状皮弁や逆行性皮弁，遠位茎腓腹皮弁，足背皮弁などが選択される.　逆行性皮弁では下腿の主要動脈が犠牲になるため，可能であれば穿通枝を利用した皮弁を選択するようにしている.　遠位茎腓腹皮弁は，主要血管を犠牲にせず，挙上が容易であるが，皮弁のうっ血を生じやすいため注意を要する.

　足背遠位部の場合は，逆行性足背皮弁や背側中足動脈皮弁などが選択される[3].　足背皮弁や背側中足動脈皮弁を用いる場合は穿通枝の位置を確認し，穿通枝周囲の軟部組織をなるべく含めて挙上し，緊張の少ない皮弁移行を行わないと皮弁壊死を生じる可能性がある.

A．後脛骨動脈穿通枝皮弁

　後脛骨動脈の穿通枝を血管茎として挙上する筋膜皮弁である[4].　後脛骨動脈の下腿遠位部の穿通枝は，内顆上 4.5〜7.5 cm の高さで通常 2 本存在する.　長趾屈筋裏面を横断した腱間を立ち上がって深層筋膜を貫通する.　内顆上は周囲の皮下組織が薄く，下腿筋群の腱性部分となるため皮弁の採取部としては適切ではなく，通常は遠位側茎皮弁として下腿中央部分に作成する.　穿通枝の位置はドプラ血流計やポータブルエコーなどで事前に確認しておく.

B．腓骨動脈穿通枝皮弁

　腓骨動脈の穿通枝を血管茎として挙上する筋膜皮弁である[5].　下腿遠位部の外顆上約 5 cm に腓骨

動脈の最遠位の穿通枝が存在する.

　通常はこの穿通枝を pivot point として遠位側茎皮弁として挙上する.　同様に穿通枝の位置はドプラ血流計やポータブルエコーなどで事前に確認しておく(図 1).

C．Lateral supramalleolar flap

　1988 年 Masquelet らにより報告された腓骨動脈の上行皮枝を栄養血管とする皮弁である[6].　遠位側茎の島状皮弁として挙上すれば外顆や足背部，アキレス腱部の再建に使用できる.　術前に穿通枝の位置を確認しておく.　皮弁のデザインは，穿通枝の位置から近位方向に外顆上方から腓骨骨幹中点の間で，後方は腓骨後縁を越えないようにする.　浅腓骨神経損傷の可能性や露出部である下腿外側に植皮を要するため整容面での問題があるが，主要血管を犠牲にしないで，薄く，比較的大きな皮弁が採取できるため有用性の高い皮弁である[7].

D．逆行性足背皮弁

　前脛骨動脈は足背動脈，背側中足動脈へと連続し，第 1 中足骨間隙で貫通動脈を介して底側中足動脈と交通している.　この貫通動脈を pivot point に逆行性皮弁として挙上することで，趾背側の欠損を被覆することができる[8].　術前に超音波断層検査で足背動脈の血管走行と足底側への貫通部を確認することで，皮弁の挙上を安全に短時間で行うことが可能である(図 2).

E．背側中足皮弁

　背側中足動脈は，中足骨骨間部で骨間筋の直上または筋肉内を通り，近位では足背動脈や弓状動脈と，遠位では背側趾動脈と連続し，さらに貫通動脈を介して底側中足動脈と血管交通をもつ.　皮弁は近位側茎・遠位側茎のいずれとしても挙上でき，足背遠位 1/2，趾間部，足趾の再建に用いられる(図 3)[3].

2．足底部の再建

　非荷重部の再建では，足背部と同様に考えてよいが，荷重部(踵，前足部 MP 関節部，足底外側部)の再建では摩擦に耐え得る，固着性のある皮

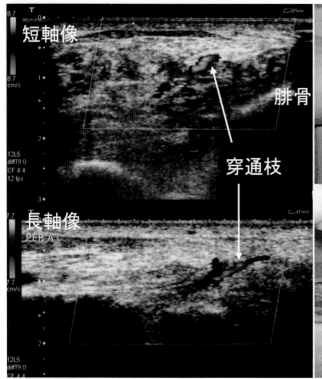

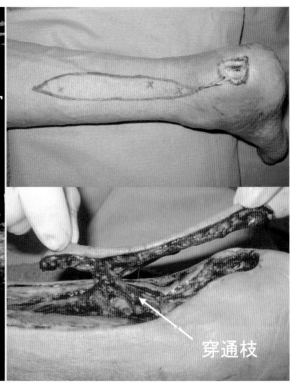

短軸像

腓骨

穿通枝

長軸像

穿通枝

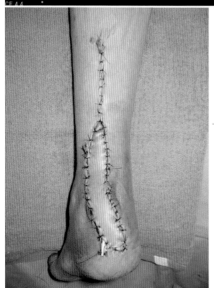

図 1.
症例 1：63 歳，女性．左踵部潰瘍

a | b
c |

　a：術前超音波断層検査にて腓骨動脈からの皮膚穿通枝を
　　確認した．
　b：術中，マーキング位置通りに，穿通枝を確認した．
　c：皮弁移行後

弁が望ましい．このため，内側足底皮弁が第一選択となる．内側足底皮弁は足底非荷重部より採取するため機能的障害は少ない[9]．また，順行性の皮弁として踵部の再建に有用なだけでなく，逆行性の皮弁として前足荷重部の再建にも使用できる．踵骨部や内顆部の被覆には Medialis pedis flap も選択できる[10]．足部内側の内側足底皮弁よりやや上方から採取するため，皮弁の厚みは若干

薄い．踵部後面や足底踵部の被覆には lateral calcaneal flap も有用である[11]．通常は皮弁採取部に植皮を要するが，V-Y advancement flap としてドナー部を縫縮することで整容面での改善を図ることも可能である[12]．

A．内側足底皮弁

　後脛骨動脈に連続する内側足底動静脈を栄養血管とする皮弁である[9]．土踏まずに作成し，島状皮弁として順行性あるいは逆行性に挙上でき，被覆可能な範囲も広い．皮弁採取が荷重部に及ぶと胼胝形成による疼痛を生じることがあるため注意が必要である．通常，皮弁採取部には植皮を要するが，比較的小さな欠損の場合には V-Y advancement flap とすることで植皮を回避することができる．皮弁作成の際には足紋を考慮し，皮弁長軸をその方向とし縫合線を足紋に沿わせる

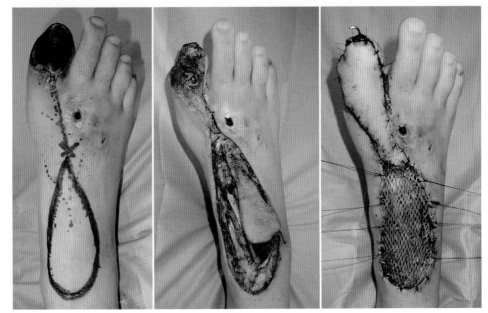

a | b | c

図 2. 症例 2：28 歳，男性．右第 1 趾壊死
a：術前超音波断層検査にて貫通動脈の位置を確認した．
b：皮弁挙上後
c：皮弁移行後，皮弁採取部には分層メッシュ植皮を行った．

ことにより術後の瘢痕は目立たず，縫合線の過角化や疼痛を予防することができる．皮弁長軸が足紋と直交する場合にはステップデザインを併用した V-Y advancement flap とすることも考慮する（図 4）．

B．Medialis pedis flap

母趾外転筋上縁から立ち上がる内側足底動脈からの穿通枝を栄養血管とする足部内側に作成される皮弁である[10]．内側足底皮弁よりやや上方より採取するため比較的薄い皮弁が得られるため，踵骨部や内顆部の小欠損の被覆に適している．皮弁採取部の閉鎖の際には，母趾外転筋を引き上げて舟状骨粗面を被覆し，全層植皮を行う．

C．Lateral calcaneal flap

1981 年 Grabb らにより報告された腓骨動脈終末枝と踵骨枝を栄養血管とする皮弁で，踵部周囲欠損に対する有用な再建法として広く認知されている[11]．皮弁は踵部外側から足背部外側に作成し，島状皮弁として挙上することで，踵部後面のみならず足関節内側面の被覆も可能である．しかし，皮弁採取部に植皮を要するため，整容面での問題があった．我々は，踵部後面や足底踵部の欠損に対し，lateral calcaneal flap に V-Y 法を応用することで皮弁採取部を縫縮し，整容面での改善とドナー部への侵襲の軽減を図っている（図 5）[12]．

症 例

症例 1：63 歳，女性．左踵部潰瘍

アキレス腱露出を伴う左踵部潰瘍に対して腓骨動脈穿通枝皮弁による修復を行った．術前に施行した超音波断層検査にて腓骨動脈からの皮膚穿通枝を確認した．術中，マーキング位置通りに，穿通枝を確認できた．皮弁を約 180° 回転して欠損を被覆した（図 1）．

症例 2：28 歳，男性．右第 1 趾壊死

オートバイ交通外傷による右第 1 趾壊死に対して逆行性足背皮弁による再建を施行した．術前，超音波断層検査にて背側中足動脈から足底側への貫通動脈の位置を確認してマーキングした．術中，マーキング位置通りに貫通動脈を確認，第 1 趾背側の欠損を皮弁で被覆し，皮弁採取部には分層メッシュ植皮を行った（図 2）．

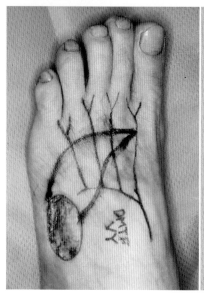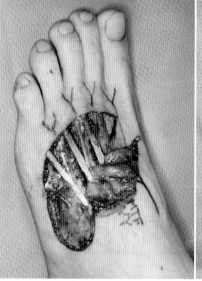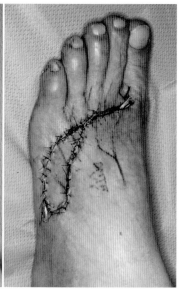

図 3. 症例 3：64 歳，男性．左足背部 Bowen 癌　　　　　　　　a｜b｜c
a：腫瘍切除後欠損と皮弁のデザイン
b：第 2，3，4 背側中足動脈を血管茎として皮弁を挙上した
c：皮弁移行後，皮弁採取部は V-Y 法に準じて一次縫縮した．
（文献 3 より一部引用）

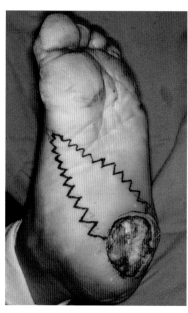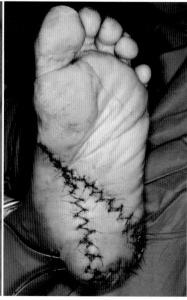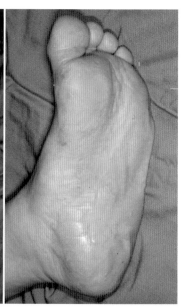

図 4. 症例 4：58 歳，男性．左足底部黒色腫　　　　　　　　　　a｜b｜c
a：腫瘍切除後欠損と皮弁のデザイン
b：皮弁移行後，皮弁採取部は V-Y 法に準じて一次縫縮した．
c：術後 1 年，瘢痕は目立たない．

症例 3：64 歳，男性．左足背部 Bowen 癌

　左足背部の Bowen 癌切除後の欠損に対して背側中足皮弁による再建を施行した．第 2，3，4 背側中足動脈を茎とする V-Y advancement flap として欠損部に移行し，ドナー部を縫縮することで

植皮を回避し，整容面での改善を図った（図 3）．

症例 4：58 歳，男性．左足底部黒色腫

　左足底部の黒色腫切除後の欠損に対して内側足底皮弁による再建を施行した．皮弁長軸が足紋と直交するため，ステップデザインを併用した V-Y

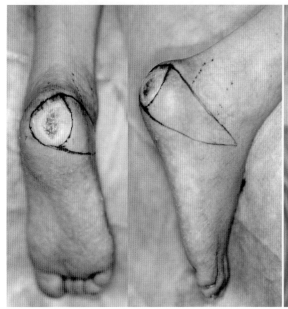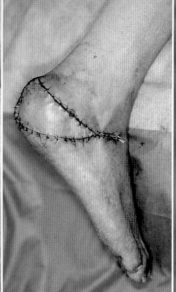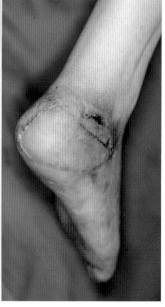

a | b | c

図 5. 症例 5：71 歳，男性．右踵部後面褥瘡
　a：踵部後面褥瘡と皮弁のデザイン
　b：皮弁移行後，皮弁採取部は V-Y 法に準じて一次縫縮した．
　c：術後 2 か月

（文献 12 より一部引用）

advancement flap として皮弁を挙上，欠損部に移行し，皮弁採取部は V-Y 法に準じて縫縮した（図4）．

症例 5：71 歳，男性．右踵部後面褥瘡

脊椎損傷による下半身麻痺で，糖尿病の治療中であった．血糖コントロールののち，褥瘡部を切除，生じた 40×35 mm の欠損に対し，lateral calcaneal V-Y flap による再建を行った（図5）．

おわりに

局所・区域皮弁による足部の再建について述べた．足部は下肢末梢部で血行の貧弱な部位であることや周囲組織の余裕がないため，局所より皮弁を採取するには限界がある．足背と足底荷重部とで皮膚の厚みや解剖学的特徴が異なるため，欠損部の部位，大きさ，周囲に利用できる栄養血管の有無などを考慮した上で適切な皮弁を選択する必要がある．

参考文献

1) 小林誠一郎ほか：【皮弁・筋皮弁マニュアル】足部の再建における皮弁の選択．MB Orthop. **10**(4)：67-75，1997.
　Summary　足部（足背と足底荷重部）に用いる皮弁の選択の詳細について述べられている．
2) 大西　清ほか：【皮弁・筋皮弁マニュアル】四肢再建に役立つ局所皮弁．MB Orthop. **10**(4)：89-99，1997.
　Summary　四肢再建に役立つ局所・区域皮弁について報告している．
3) Onishi, K., et al.：The dorsal metatarsal V-Y advancement flap for dorsal foot reconstruction. Br J Plast Surg. **49**：170-173, 1996.
　Summary　足背部再建における背側中足皮弁 VY 前進移行の応用について述べている．
4) 澤泉雅之ほか：【有茎穿通枝皮弁による四肢の再建】後脛骨動脈穿通枝皮弁（PTAp flap）．PEPARS. **95**：62-70，2014.
　Summary　下腿内側の皮弁作成に必要な血管解剖と後脛骨動脈穿通枝の有茎皮弁を部位別・構成成分別に紹介している．
5) 岡村俊哉ほか：下腿及び踵の再建における腓骨動脈穿通枝皮弁の有用性．形成外科．**44**(7)：683-690，2001.
　Summary　下腿と踵の皮膚欠損の再建において腓骨動脈穿通枝皮弁は主要血管や腓腹神経を犠

性にせず有用な再建法だと報告している.

6) Masquelet, A. C., et al.：The lateral supramalleolar flap. Plast Reconstr Surg. **81**(1)：74-81, 1988.
　Summary　新鮮屍体40例と臨床例14例をもとにlateral supramalleolar flapの詳細について報告している.

7) 林　明照ほか：Lateral supramalleolar flap による外顆欠損の再建経験. 手術. **43**(4)：469-471, 1989.
　Summary　Lateral supramalleolar flap の外顆欠損への応用について報告.

8) Smith, A. A., et al.：Distal foot coverage with a reverse dorsalis pedis flap. Ann Plast Surg. **34**(2)：191-196, 1995.
　Summary　前足遠位部の欠損に対する逆行性足背皮弁2例の経験について報告.

9) Roblin, P., et al.：Heel reconstruction with a medial plantar V-Y flap. Plast Reconstr Surg. **119**(3)：927-932, 2007.
　Summary　踵部欠損の再建に内側足底皮弁をV-Y前進移行することで皮弁採取部を縫縮し, 植皮を回避することで長期経過で良好な結果が得られたと報告.

10) Masquelet, A. C., et al.：The medialis pedis flap：a new fasciocutaneous flap. Plast Reconstr Surg. **85**(5)：765-772, 1990.
　Summary　新鮮屍体30例の解剖学的検討と臨床症例5例をもとに medialis pedis flap の詳細について報告している.

11) Grabb, W. C., et al.：The lateral calcaneal artery skin flap(the lateral calcaneal artery, lesser saphenous vein, and sural nerve skin flap). Plast Reconstr Surg. **68**(5)：723-730, 1981.
　Summary　踵部後面や足底踵部欠損の被覆にlateral calcaneal flap を適応し, 解剖学的検討と超音波検査所見について検討を行い報告.

12) 林　明照ほか：踵部皮膚軟部組織欠損に対するlateral calcaneal V-Y flap による再建. 日形会誌. **20**：358-364, 2000.
　Summary　踵部後面, 足底踵部の欠損に対し, lateral calcaneal flap を V-Y advancement flap としてドナー部を一次縫縮することで, 足部の整容面での改善と皮弁採取部への侵襲を軽減できることを報告.

PEPARS No.174：37-43，2021

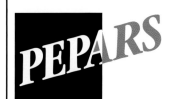

◆特集／足の再建外科 私のコツ

重症足外傷の再建

青　雅一*1　中後貴江*2

Key Words：足再建(foot reconstruction)，外傷(trauma)，マイクロサージャリー(microsurgery)，前外側大腿皮弁 (anterolateral thigh flap)，広背筋皮弁(latissimus dorsi myocutaneous flap)

Abstract　重症足外傷の再建においては遊離皮弁が第一適応である．受傷部位周辺の血管には炎症による浮腫と線維化が及んでいるため受傷部位付近での血管吻合は避けるべきである．本稿では，陰圧閉鎖療法を併用した術前の創傷管理と感染対策，移植床血管選択の重要性，吻合部を圧迫しない皮弁デザイン，術後トラブルの回避について述べる．

はじめに

　下腿中央より末梢，特に足部の皮膚・軟部組織欠損を伴う開放骨折は，遊離皮弁による再建が適応となることが多い．受傷直後の徹底的なデブリードマンと洗浄ののち，受傷後72時間以内の創閉鎖が推奨されてきた[1]~[4]．また，重度四肢外傷の亜急性期の再建においては，受傷部位周辺の血管に炎症による浮腫と線維化が及んでいるため受傷部位から離れたところでの血管吻合が推奨されている[6]~[9]．Acland[8]はこれを post-traumatic vessel disease(以下，PTVD)と呼び警鐘を鳴らしている．PTVD に侵された部位では，血管鞘周囲への炎症性変化の波及による不可逆性攣縮のため，移植床血管として使用できないことがある．

受傷部位のさらに中枢側の皮膚・軟部組織も打撲や圧挫により損傷している場合には，下腿の血管全体が PTVD に侵されていることがある．

　一方，全身状態不良，専門医の不足，マンパワー不足などにより，必ずしも早期に再建手術ができるわけではない．現在では1週間以内に皮膚・軟部組織再建を行うのが一般的である．近年の感染対策・創傷管理の進歩により，適切な操作が行われていれば，亜急性期～晩期の再建であっても感染率は高くない．さらに近年，陰圧閉鎖療法(negative pressure wound therapy；以下，NPWT)導入による周術期管理の進歩により，亜急性期の再建が安全に施行できるようになり，緊急・早期・亜急性期・晩期において，皮弁の生着率・骨癒合に差がなくなりつつある[5][7]．本稿では，術前の創傷管理，手術における注意点とコツについて述べる．

手術までの流れ

　我々はデブリードマンと骨固定は主に整形外科が，組織移植による再建は形成外科が担当しているが，再建手術までの待機期間中も相談しながら

*1 Masakazu AO，〒740-8510　岩国市愛宕町1丁目1番1号　国立病院機構岩国医療センター，院長/同センター形成再建外科
*2 Kie NAKAGO，〒651-0073　神戸市中央区脇浜海岸通1丁目3-1　兵庫県災害医療センター整形外科，副部長

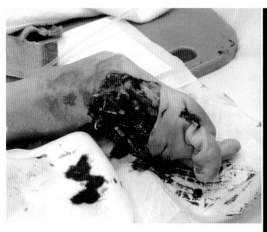

図 1.
症例 1
病院搬送時の状態と X 線像

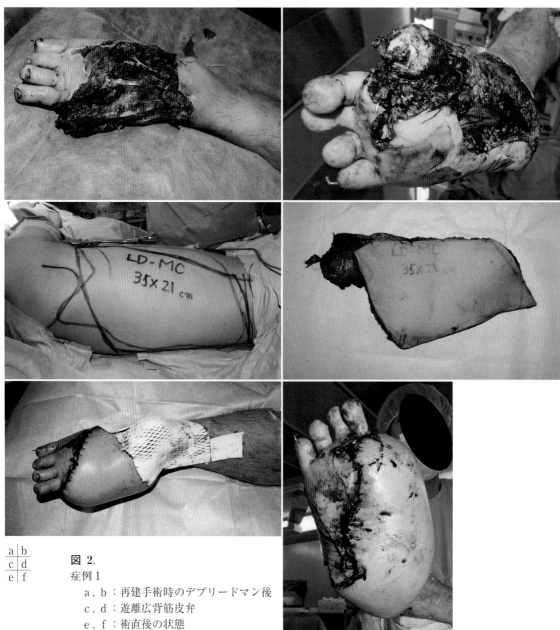

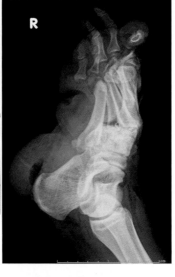

a	b
c	d
e	f

図 2.
症例 1
　a，b：再建手術時のデブリードマン後
　c，d：遊離広背筋皮弁
　e，f：術直後の状態

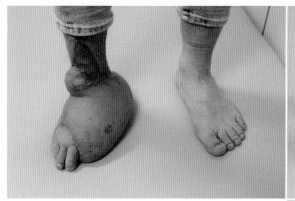
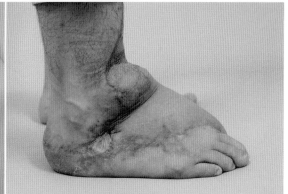
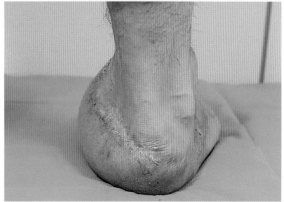

図 3.
症例 1
再建術後 1 年後の状態（減量手術 1 回施行）

創傷管理を行っている．重度四肢外傷の治療の原則は，デブリードマン・洗浄，創外固定による骨固定，血行のよい組織による早期の骨の被覆であるが，急性期からの創部管理による感染予防が重要である．

　我々は，緊急手術の段階で 2～3 回/週の手術枠を確保しておき，受傷日より NPWT を開始し，再建手術までの期間，週 2～3 回のデブリードマン・洗浄・NPWT のシステム交換を行っている．筆者の施設は，生理的食塩水に続いて強酸性電解水で洗浄している．NPWT による待機により創部の腫脹は軽減するが，炎症の波及と肉芽増生により血管鞘周囲の線維化をきたし，移植床血管の剝離操作は困難となる．

症例供覧

症例 1：22 歳，男性
現病歴：中型バイクで時速 60 km 程度で走行中にワンボックスカーと接触して転倒し，右足の挫

減創，開放骨折を受傷し救急搬送された．事故現場では，バイクと患者は 30 m ほど離れていた．
　現　症：以下の損傷を認めた（図 1）．
　右リスフラン関節開放脱臼骨折，右母趾 IP 関節開放脱臼骨折，基節骨開放骨折，第 2 中足骨開放骨折，第 4 中足骨開放骨折，第 5 MP 関節開放脱臼，右足部デグロービング損傷
　入院後経過：同日デブリードマン，骨接合術を行い，NPWT による創傷管理を開始した．NPWT のシステム交換とデブリードマンは手術室で週 2 回施行し，壊死に陥った右母趾は切断した．受傷後 16 日目に全身麻酔下に再建手術を行った．患側背部より 35×21 cm の広背筋皮弁を採取し，前脛骨動脈に対し動脈は胸背動脈と angular branch で flow-through 吻合を，2 本の静脈は端々吻合を行った．皮弁は問題なく生着した（図 2）．移植後の筋体萎縮による皮膚の垂れ下がりとボリューム過多に対し修正術を行った．今後，希望によりさらなる修正術を考慮していく予定である（図 3）．

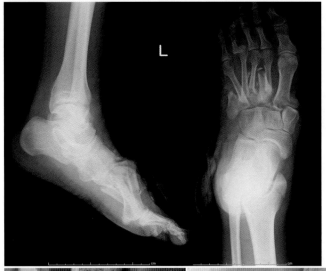

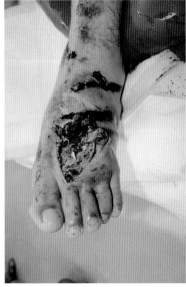
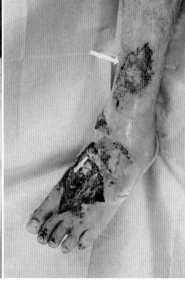

図 4.
症例2
　a：病院搬入時の単純 X 線像
　b：病院搬入時の創部の状態
　c：受傷後8日目の状態（NPWT
　　　施行中）
　　　矢印：下腿下1/3の前面に圧
　　　　　　挫創を認める.

　症例2：32歳，男性
　現病歴：250 cc のスクーターで時速 50 km 程度で走行中に風にあおられ，スクーターと左側の道路壁に左足を挟まれたまま約 30 m 走行して停止した．左足の挫滅創，開放骨折を受傷し救急搬送された．
　現　症：以下の損傷を認めた（図4）.
　左リスフラン関節開放脱臼骨折，第2〜5中足骨開放骨折，第4 MP 関節開放脱臼
　第5 PIP 関節開放脱臼骨折，左足関節内顆骨折，左足背皮膚欠損創
　入院後経過：同日デブリードマン，骨接合術を行い，NPWT による創傷管理を開始した．NPWT

のシステム交換とデブリードマンは手術室で週2回施行した．受傷後16日目に，全身麻酔下に再建手術を行った（図5）．整形外科のデブリードマンと同時進行で右大腿より 9×18 cm の前外側大腿皮弁を挙上し，前脛骨動脈への吻合を試みたが下腿下1/3前面の圧挫された部分（図4-c）で前脛骨動脈が閉塞していた．このため，後脛骨動脈に外側大腿回旋動脈下行枝と下行枝から分岐する外側広筋への筋枝で flow-through 吻合を行い（図5-c），足部の血行を温存した．皮弁は問題なく生着した．

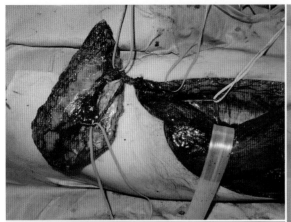

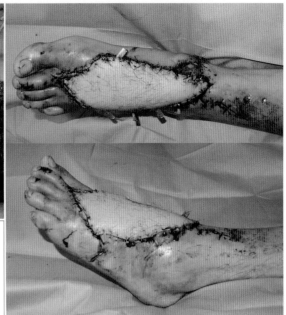

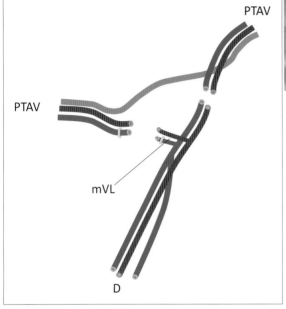

PTAV

PTAV

mVL

D

a | b
---
c |

図 5.
症例 2

a：2 本の穿通枝を含めて皮弁を挙上
b：術直後の状態
c：flow-through 型吻合のシェーマ
　　外側大腿回旋動脈下行枝と筋枝（mVL）との間で
　　吻合を行った.
　　PTAV：後脛骨動静脈
　　mVL：外側広筋への筋枝
　　D：外側大腿回旋動脈下行枝

移植床血管の選択

　Godina[1]が 30 年以上前に指摘している通り，受傷部位よりもかなり離れた部位まで，腫脹と炎症により，受傷部位（zone of injury）周囲の血管を脆い線維性組織が取り巻いている．打撲・圧挫による皮膚・軟部組織の壊死があれば，さらに激しい線維化が起こる．線維化は血管鞘内を進展し，Vasa vasorum の消失[8]がみられる．脆弱な線維化組織は，わずかな剥離操作で，静脈周囲から湧き出すような出血を見る．Acland は，移植床血管のPTVD が想定される受傷部位付近での血管吻合を避けるよう強調している[8]．

　状態の良い血管を選択するためには，CT-angiography などによる下肢血管の術前評価が必要である．"遅れて淡く造影される"場合，PTVD があるものとみた方がよい．このような画像が得られた症例では移植床血管の周囲に著しい線維化を伴っており，血管断端からの出血がほとんどないが，筋枝と皮膚穿通枝は比較的保たれている．"遅れて淡く造影される"のは，おそらくこれらの分枝を介した"あみだくじ"状の back flow によるものと想像される．画像上，濃く造影されない部位では血管吻合を行うべきではないことを強調しておきたい．

　亜急性期の再建においては，このような PTVD

に侵された血管に吻合してしまう危険性があるが，晩期の再建においてはこのような血管は閉塞しており，移植床血管として選択されることはない．移植床血管からの出血が乏しいか，あるいはみられない場合，血管鞘の切開により多くの場合は拍動性に出血をみる．それでも出血がみられない場合には，動脈が細くなっているか，くびれているところの外膜周囲の線維性絞扼を，顕微鏡下に2本のマイクロ鑷子で引っ張って線維を断ち切ると，急に血管が拡張して勢いよく出血する．この操作にても改善がみられない場合は，すみやかに吻合部位を変更すべきである．

皮膚の性状が一見正常に見える部位でも，打撲・圧挫により脂肪壊死をきたしていたり，受傷部位から10 cm以上中枢側でも血管鞘周囲が線維化していることがある．我々は，受傷部位から離れたところで吻合できるように，前外側大腿皮弁や広背筋皮弁のような血管柄の長い皮弁を選択している．

皮弁の選択

足部の再建の場合，薄い皮弁が必要となることが多い．前外側大腿皮弁は薄くしなやかな皮膚と長い血管柄を有し，太い穿通枝が存在しない場合でも複数の穿通枝を含めて採取すれば15×30 cm程度の皮弁が生着する．デブリードマンや骨接合と同時進行で皮弁挙上が可能であり，手術時間を短縮できる．また，外側大腿回旋動脈の下行枝の末梢か派生する分枝を利用すればflow-through型吻合による末梢の血行温存やキメラ型合併移植が可能である．

広背筋皮弁はしなやかさには欠けるが皮膚は薄く，長い血管柄が採取できるが，筋肉の犠牲を伴う．減量広背筋皮弁[10]という手段もあるが，皮弁採取部の犠牲が少なく筋膜や外側広筋の付着が可能な前外側大腿皮弁の方が適しているため，我々は感染が疑われる汚染例や大きな面積・容積が必要とされる場合以外は選択していない．

重症足外傷においては，欠損が大きく，下腿に

も損傷や圧挫があることが多いので，下腿からの逆行性皮弁あるいは穿通枝皮弁の適応は限られる．

吻合部を圧迫しないための皮弁デザイン

皮弁の大きさは欠損と同じ大きさではなく，皮弁の厚み分だけ大きくするのは当然であるが，受傷時の炎症により腫脹している部位が術中にさらに腫脹するので，血管柄の圧迫を避けるためには吻合部の皮膚は縫縮せず，皮弁の一部で覆うべきである．我々は，皮弁に追加した三角弁で吻合部を被覆し，圧迫を避けている[9]．

前述の皮下脂肪壊死や術中のさらなる腫脹を考慮し，皮下を剝離して皮下トンネルを通して吻合部位まで血管柄を到達させることはしていない．

術後のトラブル回避

術後の深部感染を防ぐためには，明らかな汚染組織と一見きれいでも血行のない組織を完全に取り除かなければならない．損傷が広範囲な場合や関節を含む開放骨折においては疑わしい組織は残す傾向にあるが，大きな骨片を残すと深部感染率が50%増すと言われている[4]．このような組織は2回目，3回目のデブリードマンで的確にviabilityを見極め，これを除去すべきかどうかの判断が外傷外科医に求められる．

術後に移植床血管の攣縮をきたす原因として，循環血漿量の減少，寒冷，痛みなどがあるが，循環血漿量の減少が最も重要な因子である[8]．炎症による血管透過性の亢進によりthird spaceに水分が移動するため，循環血漿量は減少し，腫脹が増悪して血管柄を圧迫する．また，高度の貧血を合併する状態では，主要臓器の血流を保つために皮弁の血流量は減少することが考えられるので，速やかに補正する必要がある．血圧が安定していても，脱水・貧血が改善されなければ皮弁への血流は不足する．

創部の被覆法は常識と思われているが，微小血管吻合が終了したところで力尽きるのか，手術終了で気が緩むのか，創部の扱いの雑な術者を見か

ける．基本をおろそかにしてはならない．包帯は
きつく締めすぎない，あるいは厚手の各種パット
類でくるむなどして皮弁と血管柄の圧迫を回避す
る工夫が必要である．また，皮弁が踵から外踝に
及ぶ場合は，皮弁が圧迫されぬよう配慮し除圧を
怠ってはならない．

参考文献

1) Godina, M.：Early microsurgical reconstruction of complex trauma of the extremity. Plast Reconstr Surg. **78**：285-292, 1986.
   Summary　受傷後72時間以内の再建では感染率・不生着率が有意に低いことを示した先駆的論文．

2) Gopal, S., et al.：Fix and flap：the radical orthopaedic and plastic treatment of severe open fractures of the tibia. J Bone Joint Surg Br. **82**：959-966, 2000.
   Summary　重度下腿開放骨折における早期の整形外科/形成外科合同治療の有用性を Fix and Flap として報告．

3) 土田芳彦：重度四肢開放骨折に対する早期皮弁形成術．日マイクロ会誌．**19**：305-312, 2006.
   Summary　我が国における orthoplastic surgery の先駆けとなる論文．

4) 土田芳彦：【遊離皮弁による四肢再建のコツ】下肢新鮮外傷の一期的再建．PEPARS. **17**：10-15, 2007.
   Summary　重度下腿開放骨折において初期から一貫した治療計画の重要性を強調し，わかりやすく解説している．

5) Steiert, A. E., et al.：Delayed flap coverage of open extremity fracture after previous vacuum-assisted closure therapy―worse or worth? J Plast Reconstr Aesthet Surg. **62**：675-683, 2009.
   Summary　NPWT を用いた適切な操作が行われておれば，亜急性期～晩期の再建であっても早期再建と遜色がないことを示した．

6) 辻　英樹ほか：新鮮重度四肢外傷に対する遊離皮弁術におけるレシピエント血管の検討―不可逆的攣縮発症との関連―．日マイクロ会誌．**28**：171-176, 2015.
   Summary　PTVD と不可逆性攣縮について検討されている．

7) 青　雅一ほか：【特集2：陰圧閉鎖療法の適応を考える】術前陰圧閉鎖療法による重度四肢外傷の術前管理と感染対策．創傷．**5(2)**：63-69, 2014.
   Summary　術前 NPWT により亜急性期～晩期再建でも早期と遜色ない結果を示した．

8) Acland, R. D.：Refinements in lower extremity free flap surgery. Clin Plast Surg. **17**：733-744, 1990.
   Summary　早くから PTVD に注目し，受傷部位（zone of injury）付近での吻合を避けることと輸液の重要性を強調している．

9) 青　雅一：【いかに皮弁をきれいに仕上げるか―私の工夫―】大腿皮弁をきれいに仕上げる．PEPARS. **64**：66-72, 2012.
   Summary　吻合部を圧迫しないための小三角弁デザインに言及している．

10) Strauch, B., Yu, H. L.：Atlas of Microvascular Surgery Anatomy and Operative Approaches. 2nd ed. pp591-592, 604, Thieme, 2006.
   Summary　各種 free flap の挙上法とそのバリエーションをわかりやすく図示してある．

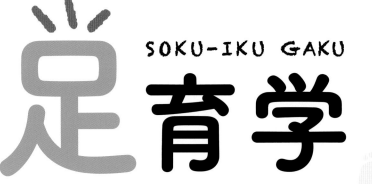

SOKU-IKU GAKU

足育学

好評

外来でみる
フットケア・フットヘルスウェア

編集：**高山かおる**　埼玉県済生会川口総合病院 主任部長
　　　　　　　　　　　一般社団法人足育研究会 代表理事

2019 年 2 月発行　B5 判　274 頁　定価 7,700 円（本体 7,000 円＋税）

治療から運動による予防まで
あらゆる角度から「足」を学べる足診療の決定版！

解剖や病理、検査、治療だけでなく、日々のケアや爪の手入れ、
運動、靴の選択など知っておきたいすべての足の知識が網羅されています。
皮膚科、整形外科、血管外科・リンパ外科・再建外科などの医師や看護師、
理学療法士、血管診療技師、さらには健康運動指導士や靴店マイスターなど、
多職種な豪華執筆陣が丁寧に解説！
初学者から専門医師まで、とことん「足」を学べる一冊です。

CONTENTS

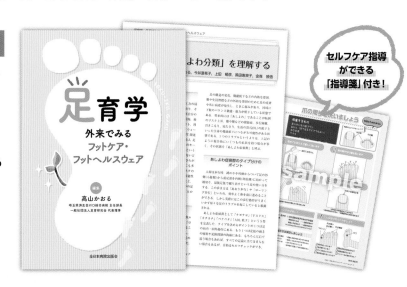

セルフケア指導
ができる
「指導箋」付き！

全日本病院出版会　〒113-0033 東京都文京区本郷 3-16-4　Tel:03-5689-5989
　　　　　　　　　　　www.zenniti.com　　　　　　　　　　　　　　　　　Fax:03-5689-8030

PEPARS No.174：45-54, 2021

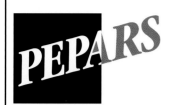

◆特集／足の再建外科 私のコツ

足部悪性腫瘍広範切除後の再建

中尾淳一[*1]　中川雅裕[*2]　東堂暢子[*3]　安永能周[*4]

Key Words：足部再建(foot reconstruction), 前外側大腿皮弁(anterolateral thigh flap；ALT), adipofascial ALT flap, 胸背動脈穿通枝皮弁(thoracodorsal artery perforator flap；TAP), 近赤外線分光法(near-infrared spectroscopy；NIRS), dangle protocol

Abstract　足部悪性腫瘍広範切除後の再建には遊離皮弁が選択されやすいが, 欠損を被覆するだけではなく, 手術時間の短縮, 合併症率の低下, 機能温存などの点から再建方法を検討する必要があり, 我々はこれらを考慮した皮弁選択法のアルゴリズムを作成している.

　また, 足部の再建では, 重力により移植皮弁がうっ血しやすく, 皮弁の部分壊死や血栓の発生が懸念されることから, うっ血しにくい血管吻合形式を選択し, さらに客観的な血流モニタリングを行うことで, 安全かつ短期間で離床を進めることができる.

はじめに

　足部や足関節の悪性腫瘍広範切除では組織が薄いため, しばしば筋や腱, 骨が露出する. 腱や骨が露出した場合, 植皮ではなく皮弁による再建が必要となるが, 足部の欠損周辺には必要十分な大きさを得られる皮弁採取部位が少ないことから, 有茎皮弁ではなく遊離皮弁が選択されやすい[1].

　薄くてしなやかな遊離皮弁としては, 前外側大腿皮弁(anterolateral thigh flap；ALT)や鼠径皮弁などが挙げられるが, 皮弁採取可能面積が大き

いことから ALT が選択されることが多い[1)2)]. しかし, 大腿部の皮下脂肪は足部と比べて厚い症例が多く, 特に足関節や足背部の再建では bulky になるため, 靴を履きにくくなることがある. また, 術後, 皮弁血流の安定期前に患肢を下垂すると, 皮弁がうっ血しやすいことが知られている. 特に下肢において遊離皮弁による再建を行った場合には, うっ血による部分壊死や静脈血栓の発生が危惧されることから, うっ血を防ぐための血管吻合方法の工夫[3)4)]や, 患肢下垂や歩行開始時期(dangle protocol)に関して多くの報告がある[4)5)]. しかし, 術者や施設間で評価方法が大きく異なっているため, 現状では dangle protocol に関する見解の一致は得られていない.

　本稿では, 我々が足部の遊離皮弁再建を行う際の皮弁選択の方法と, 皮弁のうっ血を予防する血管吻合法や, 離床の進め方の工夫について説明する.

*1 Junichi NAKAO, 〒411-8777　静岡県駿東郡長泉町下長窪 1007　静岡県立静岡がんセンター再建・形成外科, 医長
*2 Masahiro NAKAGAWA, 〒431-3192　浜松市東区半田山一丁目 20 番 1 号　浜松医科大学医学部附属病院形成外科, 特任教授
*3 Nobuko TODO, 浜松医科大学医学部附属病院形成外科, 診療助教
*4 Yoshichika YASUNAGA, 静岡県立静岡がんセンター再建・形成外科, 部長

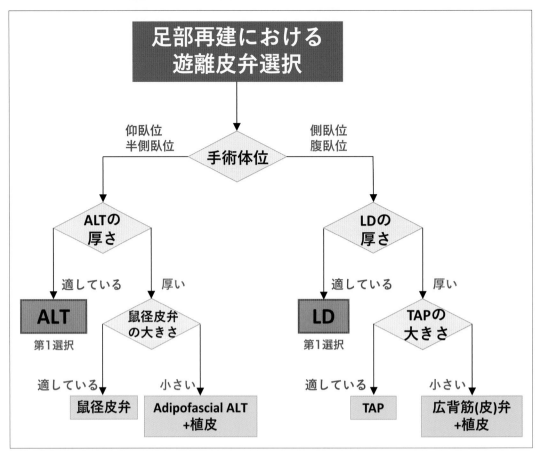

図 1. 皮弁選択アルゴリズム

皮弁の選択方法

　我々は手術体位と，候補となる皮弁の厚みや大きさをもとに，次のようなアルゴリズムを作成して皮弁の選択を行っている（図 1）.

　まず手術時間を短縮する目的で，腫瘍切除時の体位から大がかりな体位変換を行わずに採取可能な皮弁を選択しており，腫瘍切除操作に干渉しなければ切除と同時に皮弁挙上を行っている. また，足背部や足関節の再建では術後に靴を履けるように，薄い皮弁による再建を行っている.

　仰臥位や半側臥位での再建は，皮弁を採取しやすい ALT を第一選択としているが，大腿部の皮膚が足部と比べて厚く，術後に靴を履けなくなると予想される症例では鼠径皮弁を選択したり，鼠径皮弁で被覆できない広範囲の欠損に対しては後述する adipofascial ALT flap を選択したりしている.

　側臥位や腹臥位での再建では広背筋皮弁（latissimus dorsi flap；LD）を第一選択としているが，薄い皮弁が必要な場合は皮弁に広背筋筋体を付着させない胸背動脈穿通枝皮弁（thoracodorsal artery perforator flap；TAP）を選択したり，あるいは LD に採取部を縫縮できる程度，あるいはモニター程度に皮島をつけて，LD の筋体上に植皮を行ったりすることがある. この他に，Takeishi らは LD や TAP との連合皮弁として同時に採取可能な前鋸筋筋膜弁について，下腿や手足の筋腱露出部再建への有用性を報告しており[6]，側臥位や腹臥位で薄い皮弁を得るための 1 つの選択肢となる.

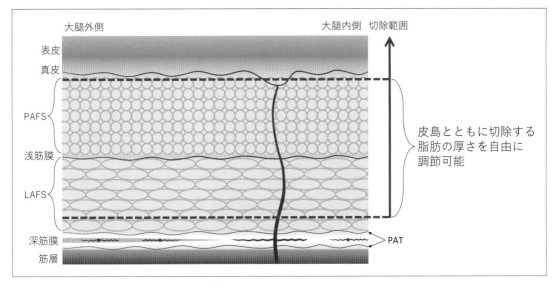

図 2. Adipofascial ALT flap

Adipofascial ALT flap

Adipofascial ALT flap は，ALT を栄養する外側大腿回旋動静脈の穿通枝に大腿筋膜（深筋膜）と深筋膜上の脂肪組織を付着させたもので，皮島の有無は問わない[7~9]．深筋膜血流は深筋膜の固有血管だけではなく，深筋膜直上の毛細血管にも栄養されている．したがって，深筋膜上の脂肪組織を付着させて adipofascial ALT flap とすることで，脂肪組織を付着させない fascial flap と比べて深筋膜自体の血流を増加することができる．また，深筋膜上に存在する潤滑性脂肪組織である lubricant adipofascial system（LAFS）[10]や，深筋膜の表層と裏面に付着する perifascial areolar tissue（PAT）を gliding surface として皮弁に含むことによって，筋膜血流を担保するだけでなく腫瘍切除部に露出した腱の滑走を温存することが可能である（図2）．

Adipofascial ALT flap による再建を行う場合には，上皮成分として植皮の併用が必要となるが，足関節付近の再建を行う場合，我々は敢えて2期的に植皮を行っている．その理由は2点あり，1点目は1期目に adipofascia 上に人工真皮を置き，良好な wound bed preparation を行うことで2期目に行う植皮の脱落を防ぎ，さらに植皮後の拘縮を少なくできる点である[11][12]．2点目は，flap にモニター等の皮島を含めた場合に，2期目に皮島を切除することによって，薄く均一な厚みの再建が可能となる点である．

ALT が十分に薄い場合には1期的な再建が可能であるが，採取部に植皮が必要になることがある．また，十分に薄いと思われた場合でも，術後に皮弁の浮腫や trapdoor 変形によって皮弁が厚くなることがある．再建部位と比較して ALT が厚い場合には将来的に defatting 手術が必要となり，結果として手術回数が増加することになる．また，defatting 時に，穿通枝を損傷しないように皮下脂肪を中抜きにしようとすることから，defatting が不十分になりやすいという欠点もある．Adipofascial ALT flap では，2期目手術時に皮島血流を気にせず切除し，均一な厚みにすることができるので，後に defatting を要することは稀である．

Adipofascial ALT flap と植皮を1期的に行うことも可能であるが，皮島と植皮部位で厚みが異なるため，薄く均一な厚みの再建にならなかったり，植皮が生着しにくいことがあり，1期的に行う場合には注意が必要である．

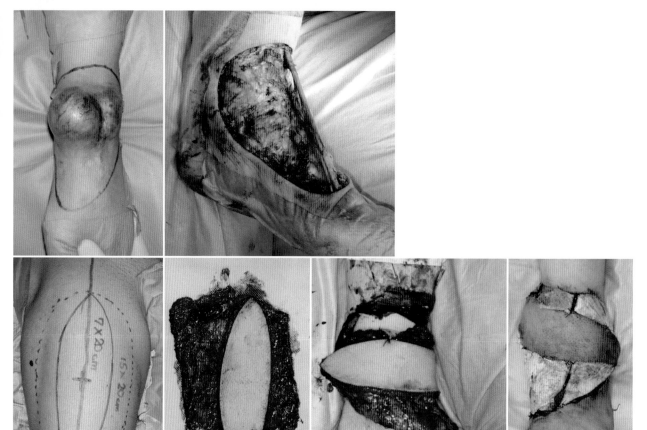

図 3．症例 1：Adipofascial ALT flap による足背部再建
a ：腫瘍切除範囲
b ：腫瘍切除後．第Ⅱ～Ⅴ趾伸筋腱が露出した．
c ：Adipofascial ALT flap のデザイン
d ：挙上した adipofascial ALT flap
e ：皮弁縫着．皮島部分が bulky となった．
f ：手術終了時．Adipofascia 上に人工真皮を固定した．

a	b	
c	d	e	f

症例 1（図 3～5）：52 歳，男性

　左足背隆起性皮膚線維肉腫の広範切除後に生じた腱や骨の露出を伴う 13×15 cm の欠損に対して，15×20 cm の adipofascial ALT flap（皮島の大きさは 7×20 cm）による再建を行った．

　大腿部皮膚が足背と比較して厚いため，アルゴリズムに従って adipofascial ALT flap で再建を行った．ALT を選択した場合は再建部位が bulky になり，将来的に靴を履くための defatting 手術が必要になることが予想された．

　我々の方針に従って，1 期目に adipofascial ALT flap と人工真皮による再建を行い，1 期目手術の 14 日後に，2 期目として皮島の切除と分層植皮を行った．皮島を植皮片の一部として利用した．LAFS や PAT に富む adipofascial flap で伸筋腱を被覆することにより，腱の滑走を温存することが可能であった．

　術後 10 か月時，再建部位は bulky になっておらず，伸筋腱が腫瘍とともに合併切除された第Ⅰ趾を除いて，足趾の伸展拘縮を認めなかった．また，術前に履いていた靴と同じ靴を履くことが可能であった．

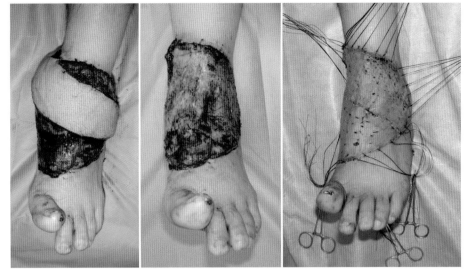

a | b | c

図 4. 症例 1：初回手術後 14 日目
　　a：術前
　　b：皮島切除後．皮島を切除し，皮弁と周囲皮膚の段差を解消した．
　　c：分層植皮後．切除した皮島および鼠径部皮膚を分層加工し植皮した．

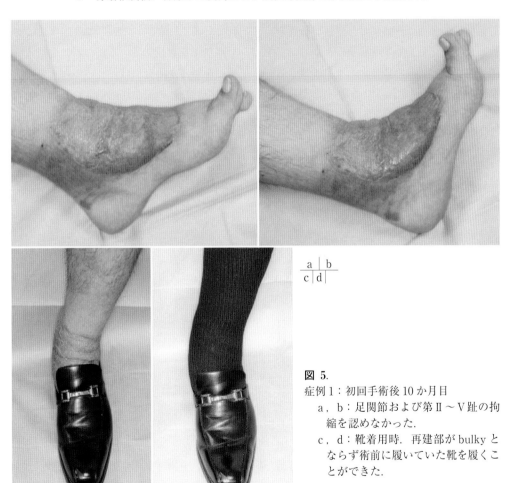

a | b
c | d

図 5.
症例 1：初回手術後 10 か月目
　　a，b：足関節および第 II～V 趾の拘
　　　　縮を認めなかった．
　　c，d：靴着用時．再建部が bulky と
　　　　ならず術前に履いていた靴を履くこ
　　　　とができた．

TAP と血管柄付き前鋸筋筋膜弁

側臥位や仰臥位で手術を行う場合には，LD を第一選択にしているが，LD では再建部位が bulky になると予想される場合，小範囲の欠損に対しては広背筋をつけずに TAP にし，欠損が広範囲に及ぶ場合には広背筋弁上に植皮を行っている．いずれの場合もオプションとして，胸背動静脈前鋸筋枝を茎とする前鋸筋筋膜弁を連合皮弁として挙上することが可能である[6]．挙上できる前鋸筋筋膜弁の大きさは adipofascial ALT flap には及ばないものの，配置の自由度が高く，薄くてしなやかな再建が可能である

症例 2(図 6)：44 歳，男性

左脛骨遠位端の悪性骨腫瘍に対し，脛腓骨遠位広範切除および液体窒素処理骨移植が行われた．腹臥位で腫瘍切除を行ったことから，アルゴリズムに従って TAP で再建を行った．TAP とともに配置自由度の高い前鋸筋筋膜弁を連合皮弁として挙上し，凍結処理骨の周囲に残った死腔充填に使用した．

血管吻合法の工夫によるうっ血予防

下肢の再建に用いた皮弁は，術後しばらくの間，患肢下垂によってうっ血しやすいことが知られている．Miyamoto らは，動静脈ともに flow-through 吻合を行うことで，皮弁流入血の auto-regulation 機構の発生や，下腿筋肉の収縮による筋ポンプ作用で静脈吻合部の血流量の増加が期待でき，皮弁がうっ血しにくくなることを報告している[3][4]．

足部の再建においても，皮弁うっ血時に auto-regulation が働いて皮弁流入血が減少するように，動脈は端々吻合ではなく，できるだけ flow-through 吻合や端側吻合を行って，皮弁血流を閉鎖回路にしないことが望ましい．しかし，足趾の切除後など，足部先端付近の再建では，端々吻合にせざるを得ないこともある．

静脈吻合は，筋のポンプ作用を期待するのであれば，少なくとも 1 本は深静脈に吻合することが望ましいが，足部では深静脈と皮弁静脈の口径差が開き過ぎ，皮静脈系のみへの吻合を余儀なくされることが多い．また下腿と異なり足部ではポンプ作用自体を期待しにくい．したがって，出来る限り深静脈を含めた(あるいは深静脈と皮静脈の) 2 本以上の静脈を端々吻合することによって，うっ血を予防している．

組織酸素飽和度測定を用いたリハビリテーション

足部の再建では，術後，皮弁の血流が安定する前に患肢を下垂すると，皮弁がうっ血しやすいことが知られている．頭頸部再建や乳房再建で行われている ERAS[11][12] に準じて足部再建においても早期離床を目指しているが，特に遊離皮弁による再建を行った場合には，うっ血による皮弁部分壊死や静脈血栓の発生が危惧されるため，患肢下垂や歩行開始時期の慎重な判断が必要である．うっ血を回避するために dangle protocol(dangle＝"ぶら下げる"の意)といって，術後日数に応じた患肢下垂時間や回数を定めたものが作成され，広く用いられている．しかし現状では，患肢下垂や歩行開始時期の判断材料は術者や施設間で大きく異なっており，dangle protocol に関して統一した見解が得られていない[4][5]．

我々は，一律の dangle protocol を設けずに，症例ごとに試験的な下垂や歩行時の皮弁の組織酸素飽和度(regional oxygen saturation；rSO$_2$[単位：%])を指標にして，下垂許容時間や歩行開始時期を決定している．rSO$_2$ 測定は，近赤外線分光法(near-infrared spectroscopy；NIRS)を用いた組織の客観的血流評価方法であり，皮弁血流のモニタリングだけでなく，脳や筋肉，腸管など様々な組織血流の評価に使用されている．我々は，小型でリハビリテーションの妨げにならないトッカーレ®(astem 社，神奈川県川崎市)という rSO$_2$ 測定器を使用している(図 8)．

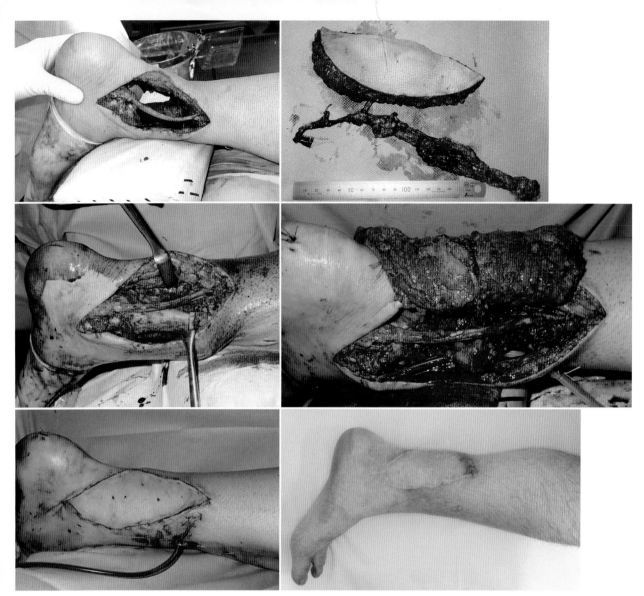

<table>
<tbody>
<tr><td>a</td><td>b</td></tr>
<tr><td>c</td><td>d</td></tr>
<tr><td>e</td><td>f</td></tr>
</tbody>
</table>

図 6. 症例 2：TAP と前鋸筋筋膜弁の連合皮弁による足関節部再建

a：腫瘍切除後

b：連合皮弁挙上後

c：凍結処理骨固定後

d：血管吻合後．配置自由度の高い前鋸筋筋膜弁を凍結処理骨周囲の死腔に充填した．

e：手術終了時

f：術後 30 か月目．再建部が bulky となっていない．

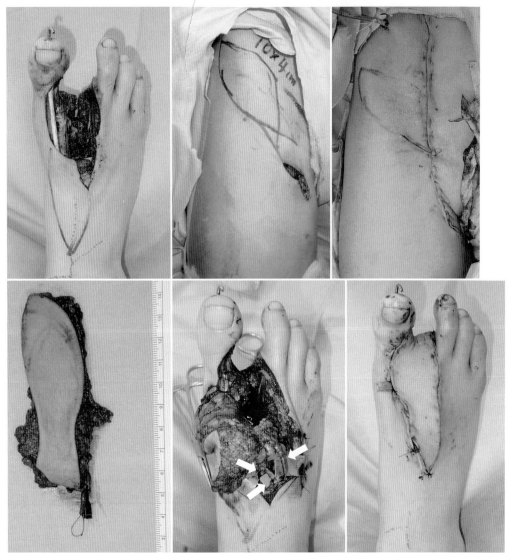

図 7. 症例 3：遊離鼠径皮弁による趾間部再建

a	b	c
d	e	f

　a：腫瘍切除後
　b：皮弁デザイン．最初に皮弁栄養血管を確認した結果，浅腹壁動脈の方が浅腸骨回
　　旋動脈より太かったことから，浅腹壁動脈が血管茎となるように皮弁デザインを
　　変更して挙上した．
　c：皮弁採取部閉創後
　d：挙上した鼠径皮弁
　e：血管吻合後．矢印：動脈 1 本，静脈 2 本にそれぞれ端々吻合した．
　f：手術終了時

　虚血肢の血流評価にトッカーレ®を用いた報告では，rSO₂が 45% 以下の部分で創傷治癒遅延が起きやすいことが報告されており[15]，この報告を参考にして，原則的に rSO₂が 45% を下回らない範囲内で下垂許容時間を設定している．

症例 3（図 7〜9）：8 歳，男性

　右第 I 〜 II 趾間の淡明細胞肉腫に対して，腫瘍

広範切除と遊離鼠径皮弁による第 I 趾間の再建を行った．血管吻合は足背動脈 1 本および系統の異なる皮静脈 2 本にそれぞれ端々吻合を行った．rSO₂測定器はトッカーレ®を使用した．

　術後 3 日より rSO₂測定を行いながら下肢下垂を開始した．下垂開始後 15 分で皮弁色調には変化を認めなかったが，rSO₂が 57% から 47% へ急峻な

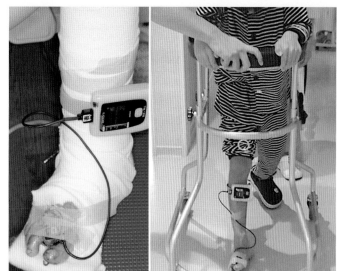

図 8.
症例 3：組織酸素飽和度測定を行いながらリ
ハビリテーションを行う様子
　a：術後 3 日目．下垂開始時
　b：術後 7 日目．トッカーレ® は小型であ
　　るため，本体を患肢に固定して持続的に
　　計測しながら歩行することができる．

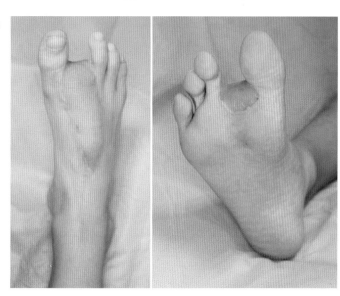

図 9.
症例 3：術後 10 か月目
　a：足背部
　b：足底部

低下を認めた．8 分間の患肢挙上で rSO$_2$ が元の値
に回復したため，「下垂 15 分後，挙上 10 分以上」
のサイクルで下垂トレーニングを繰り返した．

　術後 7 日で下垂し続けても rSO$_2$ の低下を認めな
くなったことから，歩行リハビリテーションを開
始した．トッカーレ® は歩行中も患肢に装着した
まま rSO$_2$ を測定可能であるため，リハビリ中に持
続測定を行ったが，歩行を行っても rSO$_2$ の低下を
認めなかった．術後 11 日より歩行制限をなくし，
ロフストランド杖による歩行を獲得して，術後 14
日に退院した．

おわりに

　足部の腫瘍広範切除後再建では遊離皮弁が選択
されることが多いが，欠損を被覆するだけではな
く，足部に適した薄い皮弁を選択することによっ
て，術後に靴を履くことができる機能的な足を再
建することが重要である．そのために我々は，
adipofascial ALT flap などの植皮が必要な皮弁を
敢えて選択することもある．再建を短期間で完遂
させ，遅滞なく社会復帰や術後治療を行うため
に，切除計画時より腫瘍切除医とともに綿密な手
術プランニングを行うことが必要である．

　また，足部に移植した遊離皮弁は重力のために

全身で最もうっ血しやすいが，rSO₂測定を行うことで，症例ごとにオーダーメイドのリハビリテーションプログラムの立案が可能であった．今後データを蓄積し，再建部位や吻合血管の本数などから，客観的な評価に基づいた dangle protocol の作成を目指していく．

参考文献

1) Nosrati, N., et al.：Lower extremity reconstruction with the anterolateral thigh flap. J Reconstr Microsurg. **28**(4)：227-234, 2012.
   Summary　下肢悪性腫瘍切除後再建を行った46例の報告．切除部位が体幹部から足部末梢に向かうほど有茎皮弁より遊離皮弁の選択率が高くなり，足部の再建では全例遊離皮弁(ALT)が選択されていた．

2) Kozusko, S. D., et al.：Selecting a free flap for soft tissue coverage in lower extremity reconstruction. Injury. **5**：S32-S39, 2019.

3) Miyamoto, S., et al.：Comparative study of different combinations of microvascular anastomoses in a rat model：End-to-End, End-to-Side, and Flow-through anastomosis. Plast Reconstr Surg. **122**：449-455, 2008.

4) Miyamoto, S., et al.：Early mobilization after free-flap transfer to the lower extremities：Preferential use of flow-through anastomosis. Plast Reconstr Surg Glob Open. **2**(3)：e127, 2014.
   Summary　下肢の遊離皮弁再建において，動静脈ともに flow-through 吻合することによって，術後1日目から離床可能であり，dangle protocol が不要である可能性を示唆している．

5) McGhee, J. T., et al.：Systematic review：Early versus late dangling after free flap reconstruction of the lower limb. J Plast Reconstr Aesthet Surg. **70**：1017-1027, 2017.
   Summary　術後3日目から患肢下垂を開始しても，術後7日目から患肢下垂を開始したものと比較して，皮弁生着に有意差はなかった．

6) Takeishi, M., et al.：The thoracodorsal vascular tree-based combined fascial flaps. Microsurgery. **29**(2)：95-100, 2009.

7) Hsieh, C. H., et al.：Free anterolateral thigh adipofascial perforator flap. Plast Reconstr Surg. **112**(4)：976-982, 2003.

8) Weichman, K., et al.：Adipofascial anterolateral thigh free flaps for oncologic hand and foot reconstruction. J Reconstr Microsurg. **31**(9)：684-687, 2015.

9) Agostini, T., et al.：Adipofascial anterolateral thigh flap safety：applications and complications. Arch Plast Surg. **40**(2)：91-96, 2013.

10) Nakajima, H., et al.：Anatomical study of subcutaneous adipofascial tissue：a concept of the protective adipofascial system(PAFS)and lubricant adipofascial system(LAFS). Scand J Plast Reconstr Surg Hand Surg. **38**(5)：261-266, 2004.

11) Samson, M. C., et al.：Dorsalis pedis flap donor site：acceptable or not? Plast Reconstr Surg. **102**：1549-1554, 1998.
    Summary　足背皮弁採取部に一期的に分層植皮を行うと，ほとんどの症例で皮弁採取部への疼痛や不快感の残存や，創治癒の遷延が生じた．

12) 松本紘子ほか：足背部からの皮弁採取による術後合併症の検討．創傷．**8**(4)：132-136, 2017.
    Summary　足背皮弁採取部に人工真皮を2週間貼付後，2期的に分層植皮を行うことによって，合併症を最小限にすることができることを報告した．

13) Dort, J. C., et al.：Optimal perioperative care in major head and neck cancer surgery with free flap reconstruction：A consensus review and recommendations from the enhanced recovery after surgery society. JAMA Otolaryngol Head Neck Surg. **143**：292-303, 2017.
    Summary　頭頸部再建領域における ERAS ガイドライン．

14) Temple-Oberle, C., et al.：Consensus review of optimal perioperative care in breast reconstruction：Enhanced recovery after surgery(ERAS) society recommendations. Plast Reconstr Surg. **139**：1056-1071, 2017.
    Summary　乳房再建領域における ERAS ガイドライン．

15) Yata, T., et al.：Utility of a finger-mounted tissue oximeter with near-infrared spectroscopy to evaluate limb ischemia in patients with peripheral arterial disease. Ann Vasc Dis. **12**(1)：36-43, 2019.
    Summary　組織酸素飽和度測定器トッカーレ®で簡単に計測できる rSO₂値が，従来の指標である SPP や TcPO₂と相関し，虚血肢の進行に従って低下することを報告した．

形成外科領域雑誌 ペパーズ

PEPARS

No.159

2020年増大号

外科系医師必読！
形成外科基本手技30
―外科系医師と専門医を目指す形成外科医師のために―

編集／大阪医科大学教授　上田晃一

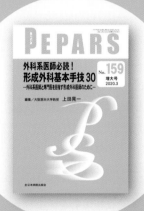

PEPARSのあの大ヒット特集が帰ってきました！
内容が**3倍**になって大幅ボリュームUP！
形成外科手技の **A to Z** を網羅した大充実の1冊です。

2020年3月発行　B5判　286頁
定価5,720円（本体5,200円＋税）

さらに詳しい情報と
各論文のキーポイントは
こちら！

全日本病院出版会　〒113-0033　東京都文京区本郷 3-16-4　Tel:03-5689-5989
www.zenniti.com　　　　　　　　　　　　　　　　　　Fax:03-5689-8030

PEPARS No.174：56-62, 2021

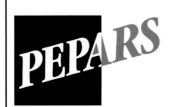

◆特集／足の再建外科 私のコツ

足部再建における NPWTi-d と Hydrosurgery の役割

大浦紀彦[*1]　加賀谷　優[*2]　森重侑樹[*3]　中山大輔[*4]
浅野　悠[*5]　安田　圭[*6]　古川直樹[*7]　多久嶋亮彦[*8]

Key Words：negative pressure wound therapy with instillation and dwell time；NPWTi-d, 水圧式デブリードマン（hydrosurgery），足部のデブリードマン（debridement of foot），reticulated open-cell foam dressing with through holes；ROCF-CC, 糖尿病性足病性潰瘍（diabetic foot ulcer）

Abstract　外傷や糖尿病性足病変の再建では，再建前に，軟部組織感染・骨髄炎部位を完全切除する感染の管理が必須である．Wound bed preparation の観点から NPWTi-d/ROCF-CC と Hydrosurgery の使用は術後感染制御に有効で，必要最小限のデブリードマンにとどめることができるため，足の機能温存にもつながる．NPWTi-d/ROCF-CC は外科的デブリードマンができない場合の壊死組織除去に有効とされる．Hydrosurgery は熱傷領域で植皮術の生着率を向上させるエビデンスがある．特に足背部のデブリードマンでは，軟部組織が少なく容易に関節が開放されるため，2 つの機器を有効に活用し組織を温存することで，従来は救済できなかった足の組織・機能が温存可能となった．

はじめに

植皮術や血管柄付き遊離皮弁移植術による足部再建術においては，デブリードマンと感染制御が重要である．近年難治性創傷の治療において wound bed preparation の概念が浸透し，壊死組織を除去し感染を制御する方法も進化を遂げている[1]．ここ 10 年間で Hydrosurgery や Ultrasound therapy など様々なデブリードマンを行う医療機器が開発された[2]．また我が国でも，陰圧閉鎖療法に周期的自動洗浄液注入器を付加した Negative pressure wound therapy with instillation and dwell time（NPWTi-d）が使用できるようになり[3]，さらに近年 reticulated open-cell foam dressing with through holes；ROCF-CC dressing（V. A. C. Veraflo cleanse choice dressing®）が使用できるようになった．これは海外のガイドラインでもデブリードマンが可能な NPWT とされている[4)5]．

足部再建術を成功させるためのこれらの医療機器を使用した wound bed preparation について概説する．

足部再建における合併症予防のための工夫

外傷や糖尿病性足病変では，挫滅または潰瘍からの感染によって壊死を生じる．またこれらの中には血流が障害され，それによって壊死を生じ感染を引き起こし，植皮術の生着率を低下させる症例が含まれている．したがってこれらの症例の治療で重要なことは，血流の評価と感染の制御である．虚血があれば，bypass 術などの血行再建術を行う必要があり，虚血と感染の両者を適切に管理する必要がある[6)7]．

*1 Norihiko OHURA, 〒181-8611　三鷹市新川 6-20-2　杏林大学医学部形成外科，教授
*2 Yu KAGAYA, 同，助教
*3 Yuki MORISHIGE, 同，助教
*4 Daisuke NAKAYAMA, 同
*5 Hisashi ASANO, 同，医員
*6 Kei YASUDA, 同，医員
*7 Naoki FURUKAWA, 同，医員
*8 Akihiko TAKUSHIMA, 同，教授

血流が担保されれば，足部再建で問題となるのは，感染である．

感染には，軟部組織感染と骨髄炎がある．軟部組織感染・骨髄炎では，再建術を計画している場合には，感染部位の完全切除を目標とする．一方で足部再建術においては，足の機能を温存するために，足部の骨，軟部組織のデブリードマンは，必要最小限にする必要がある[8]．NPWTi-dとHydrosurgeryは，メスや剪刀と比較して軟部組織を切除しすぎることを防止できる．

我々は足部再建において，surgical site infection（SSI）発生を予防するために，wound bed preparationに基づくNPWTi-dとHydrosurgeryを積極的に使用している．移植床に治癒する能力があるかを見極めることと壊死組織が完全に除去されたことを確認するためにNPWTを使用し，デブリードマンと再建術を分けて二期的に手術している．しかし創傷が比較的小さい場合や高度感染がない場合は，デブリードマンと再建術を一期的に行うことも可能である．この際，特にHydrosurgeryによるデブリードマンが有効である．

1．Hydrosurgery

中足骨と中足骨の間には，足背動脈と足底動脈をつなぐ動脈が認められるが，重症下肢虚血や糖尿病性足病変では，これらの血管を温存することが求められる．特に足背動脈と外側足底動脈を結ぶ動脈弓は，血管内治療の時に使用される重要な血管であるので，注意深くデブリードマンを行って温存を試みなければならない．この部位の軟部組織のデブリードマンを精密に行うことは，メスや剪刀では困難で，Hydrosurgery device（VERSAJET[®]，スミスアンドネフュー）が最適である．浸軟した壊死組織，脂肪，肉芽を容易に切除可能である．

VERSAJET[®]を用いたHydrosurgeryは高速水流による壊死組織の除去とVenturi効果による洗浄と壊死組織の回収を同時に行うデブリードマンの方法である[9]〜[11]．水圧式デブリードマンとして保険収載もされている．

VERSAJET[®]はtangential excisionを必要とする創に対するデブリードマン，感染を伴った融解したスラフ状の壊死組織のデブリードマンが最適である．Vanwijckらは155名167か所の亜急性から慢性の創傷（虚血性潰瘍，褥瘡，外傷性潰瘍，糖尿病性足潰瘍を含む）に対してVERSAJET[®]を用いたデブリードマンと網状分層植皮を行い，95%の症例で一次的創閉鎖が可能であったと報告している[9]．また顔面の熱傷創でVERSAJET[®]を用いた早期のデブリードマンとxenograftを用いたdressingで整容的に良好な上皮化が得られたとの臨床報告もある[10]．本邦では熱傷創のデブリードマンにVERSAJET[®]を使用した報告がある[11]．Hydrosurgeryの特徴としてデブリードマンの他にVenturi効果による洗浄があるが，膿が貯留し，スラフ様の壊死組織を認める創傷では，この洗浄が効果を発揮する．特に腱鞘内部や瘻孔内部の洗浄をしたい場合などハンドピースの先を挿入して洗浄することが可能である．しかしHydrosurgeryでは，神経血管，真皮や腱に対しては水圧でのデブリードマンに限界があり時間を要すること，電気メスと異なり止血効果がないので術後の出血に留意する必要がある．

2．NPWTi-d

陰圧閉鎖療法に周期的自動洗浄液注入器を付加したNegative pressure wound therapy with instillation and dwell time（NPWTi-d）が，V.A.C. Ulta治療システム[®]（KCI社）として2017年6月27日に日本国内で薬事承認され，2017年8月1日にJ003局所陰圧閉鎖処置（入院）として保険収載された．このNPWTの医療機器は，自動的に生理食塩水をフォーム内に注入し，ある一定時間浸漬（つけおき）をした後で，陰圧閉鎖療法を行う．これを周期的に繰り返すことで，創傷に対する洗浄効果を期待するものである．このNPWTi-dは少々壊死組織が付着していてもNPWTを開始することが可能で，高度感染例や腱が露出した症例では中止をする場合もあったが，従来のNPWTよりも早期からNPWTを開始することが可能であった[3]．2019年よりreticulated open-cell foam dressing with through holes；ROCF-CC dressing（V.A.C. Veraflo cleanse choice dressing[®]）も

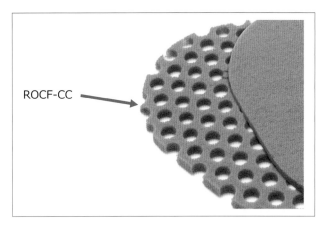

図 1.
ROCF-CC
1 cm の小孔があり，引っ張り強度も
通常のフォームより強い．
（KCI 株式会社提供）

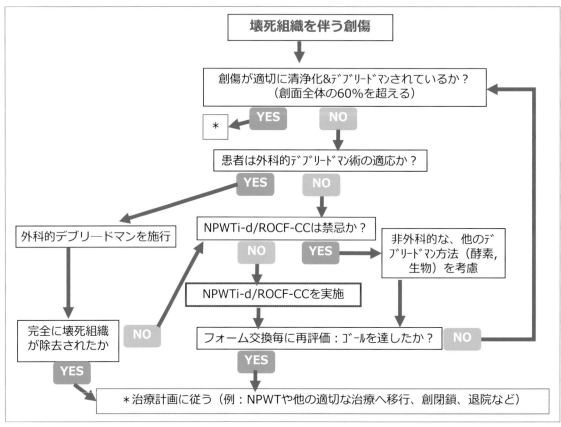

図 2. NPWTi-d/ROCF-CC の最適な使用を導くアルゴリズム（文献 4 より引用改変）

使用できるようになった（図1）．この直径1 cm の穴の開いた灰色の ROCF-CC dressing は，通常の NPWT 用のフォームと異なり高疎水性で引っ張り強度も強い[4]．

Téot らが，2017 年に初めて黄色い浸軟したスラフを除去できる効果について報告した[12]．洗浄効果だけではなくデブリードマン効果も有する[12)~14)]．Kim らは，ガイドラインにおいて外科的手術（鋭的デブリードマン）が困難な症例に NPWTi-d/ROCF-CC の適応があるとしている（図2）[4]．NPWTi-d では様々なパラメータがあるが，我々の施設での設定は，浸漬時間は 10 分，通常は NPWT 時間は 2 時間（感染が著しい場合には NPWT 時間 1 時間），足の指などにドレープがかかっていなくてリークの可能性が少なければ，DPC モード（3 分，3 分；デフォルト）で行っている．リークがなければフォームの交換は 1 週間に 1 度としている．

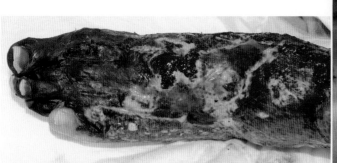
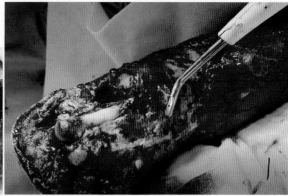
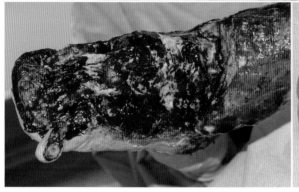
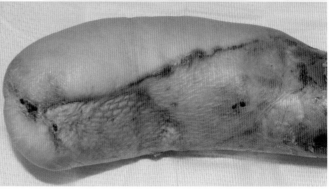

a	b
c	d

図 3. 症例 1：61 歳，女性．高度感染を伴った糖尿病性足潰瘍

a：通常であれば，下腿切断あるいは，ショパール切断が適応であるが，足底の軟部組織が温存されていたので，Hydrosurgery を用いて中足骨温存を試み，一期的に血管柄付き遊離広背筋皮弁移植術にて再建した．

b：Hydrosurgery を使用して背側骨間筋が壊死した部位を切除し中足骨温存を図った．

c：骨髄炎を認めた中足骨骨頭を含めて遠位部の 1 cm を切除し，中枢側の中足骨は温存した．

d：血管柄付き遊離広背筋皮弁移植術にて再建した後，6 か月の状態．中足骨が温存されたため，短下肢装具は必要なく通常の靴で歩行可能である．

症例提示

症例 1：61 歳，女性．左足背部糖尿病性壊死（CLI, 血行再建術後）

後脛骨動脈に 99％狭窄があり，その他下腿 2 枝動脈は完全閉塞を認めた．

後脛骨動脈に血管内治療を行い狭窄は解除された．その後壊死組織が融解し始めた時点で，感染制御目的で Hydrosurgery，デブリードマンと遊離広背筋皮弁移植術による一期的再建術を予定した（図 3-a）．

通常であれば，下腿切断あるいは，ショパール切断が適応であるが，足底の軟部組織が温存されていたので，Hydrosurgery を用いて中足骨温存を試み（図 3-b），一期的に血管柄付き遊離広背筋皮弁移植術にて再建した症例である．

リスフラン関節直上近傍のスラフ状の壊死組織を VERSAJET®：8 mm 45°のアングルのハンドピースを用いて Hydrosurgery にて丁寧に軟部組織を温存しながらデブリードマンし，壊死した中足骨と中足骨の間の背側骨間筋を丁寧に切除した（図 3-b）．第 1, 2 中足骨近位部にある動脈弓を温存し，外側足底動脈からの血流によって足背部の軟部組織が栄養できるようにした．骨髄炎を認めた中足骨頭はリウエルにて可及的に切除した（図 3-c）．一部中足骨の背側の骨と骨断端部は露出した状態となった．感染がある軟部組織および骨組織はほぼ切除できた状態で，遊離広背筋移植術を施行した（図 3-d）．術後経過は良好で，中足骨が温存されたことによって通常の靴が使用でき，歩行が可能である．

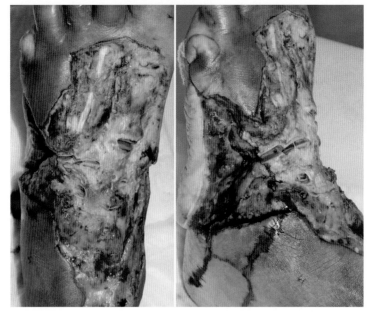

図 4. 症例 2：54 歳，男性．左足背部糖尿病性壊死（血流は温存されている）
積極的デブリードマンを控える部位．この症例で示すように足背はすぐに
リスフラン関節（外側，中間，内側楔状骨と中足骨の間の関節）が開放され，
感染を起こした．Hydrosurgery を使用する時も注意する必要がある．この
部位におけるデブリードマンにおいては，NPWTi-d を使用する．

症例 2：54 歳，男性．左足背部糖尿病性壊死（血流は温存されている）

壊死組織の下層に膿貯留あり，積極的にデブリードマンを施行した．その後毎日メンテナンスデブリードマンを病棟にて施行したが，リスフラン関節部が開放し，関節内部に感染が拡大した（図 4）．その結果，中足骨部，足趾部，足底荷重部が温存されているにも関わらず，リスフラン関節で離断することとなった．足背部のデブリードマンは，積極的な外科的デブリードマンは控え，保存的なデブリードマンの必要があることを示唆された症例である．

症例 3：63 歳，女性．高安病，右足部虚血壊死（CLI，血行再建術後）

前脛骨動脈に 99％閉塞を認めたため，血管内治療にて血行再建を行った．

第 1，2，3 足趾は乾燥壊死の状態で，中足骨も骨頭部に骨髄炎を認めた（図 5-a）．足底の軟部組織は温存されていた．遠位端で切断した．円刃を用いた外科的デブリードマンと Hydrosurgery 施行後，骨断端部からの出血を制御するため可吸収性止血剤を使用し，止血した（図 5-b）．壊死組織

は 70％以上の面積で遺残していたが，リスフラン関節部を開放してしまう可能性が高いため，積極的なデブリードマンは，施行しなかった（図 5-c）．今後，NPWTi-d を使用しての保存的なデブリードマンを行う方針とした（図 5-d，e）．3 週間で壊死組織がほぼ除去され 80％良好な肉芽組織で被覆され（図 5-f），植皮術によって再建を行った（図 5-g～j）．植皮は完全生着し，立方骨と外側楔状骨部の壊死組織は保存的に治療し，骨露出，関節が開放することなく上皮化した（図 5-k）．

NPWTi-d/ROCF-CC によるデブリードマンが著効した症例であった．

まとめ

足部再建のための wound bed preparation としての Hydrosurgery と NPWTi-d/ROCF-CC について概説した．足部再建において感染制御は重要な課題であり，これらの医療機器を上手に使用することで従来は温存できなかったような壊死組織の多い足部創傷においても，安全に再建が可能になった．

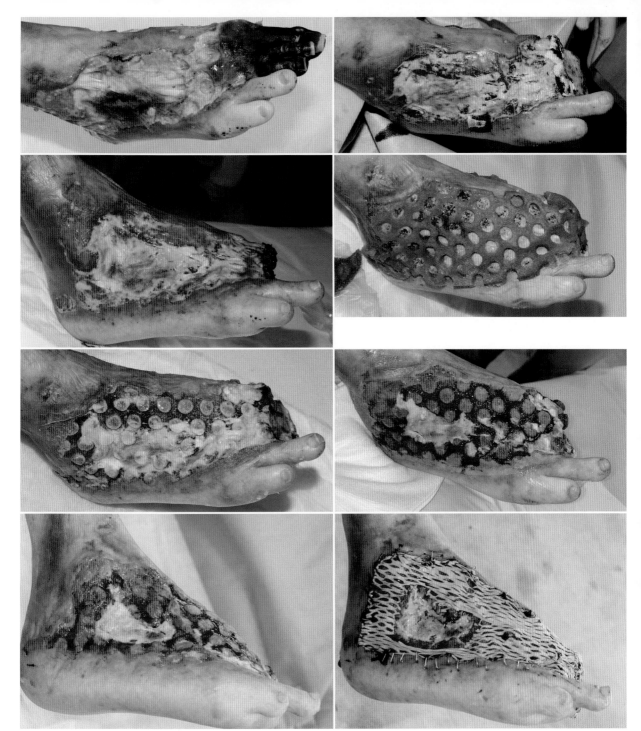

<table>
<tr><td>a</td><td>b</td></tr>
<tr><td>c</td><td>d</td></tr>
<tr><td>e</td><td>f</td></tr>
<tr><td>g</td><td>h</td></tr>
</table>

図 5-a～h．症例 3：63 歳，女性．高安病，右足部虚血壊死（CLI，血行再建術後）

a：デブリードマン直前

b：円刃を用いた外科的デブリードマンと Hydrosurgery 施行後．骨断端部からの出血を制御するため可吸収性止血剤を使用し止血した．

c：NPWTi-d 開始直前

d：NPWTi-d 開始後 1 週間，ROCF-CC dressing が創に付着している状態

e：NPWTi-d 開始後 1 週間の状態．ROCF-CC dressing の円盤状の肉芽形成が認められた．

f：NPWTi-d 開始後 3 週間の状態．壊死組織が融解し，除去され肉芽組織に置き換わっていることがわかる．ROCF-CC dressing の円盤状の肉芽形成が認められた．

g：NPWTi-d 開始から 4 週間の状態，植皮術直前

h：NPWTi-d 開始から 4 週間の状態，植皮術を施行した．

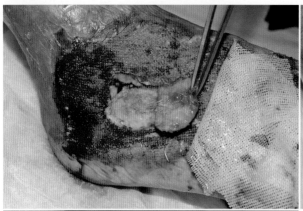
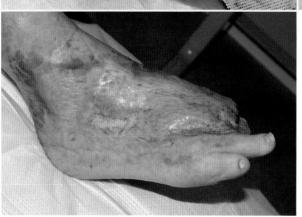
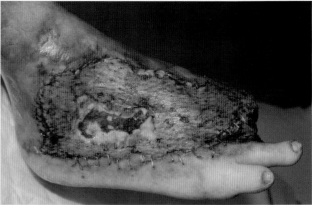

図 5-i～k. i | j
k |

症例 3：63 歳，女性．高安病，右足部虚血壊死
（CLI，血行再建術後）

i：植皮術後 1 週間の状態．壊死組織から植皮部位に感
　染が波及，拡大しないように予防的に，アクアセル®
　Agエクストラを貼付して，通常のNPWTにて圧迫をし
　ていた．
j：植皮後 2 週間の状態．植皮部は完全に生着し，立方
　骨の直上の壊死組織は，少しずつ自然に融解している．
k：植皮術後，4 か月の状態．植皮は完全生着し，立方骨
　と外側楔状骨部の壊死組織は保存的に治療し，骨露出，
　関節が開放することなく上皮化した．

参考文献

1) Schultz, G. S., et al.：Wound bed preparation：a systematic approach to wound management. Wound Repair Regen. **11**(Suppl 1)：S1-S28, 2003.

2) Harries, R. L., et al.：Wound bed preparation：TIME for an update. Int Wound J. **13**(Suppl 3)：8-14, 2016.

3) 松永洋明ほか：周期的自動洗浄液注入機能付き NPWT の有用性．日形会誌．**39**：143-150, 2019.

4) Kim, P. J., et al.：Use of a novel foam dressing with negative pressure wound therapy and instillation：recommendations and clinical experience. Wounds. **30**(3 suppl)：S1-S17, 2018.

5) Kim, P. J., et al.：Negative pressure wound therapy with instillation：International consensus guidelines update. Int Wound J. **17**(1)：174-186, 2020.

6) 大浦紀彦ほか：壊疽 糖尿病性足病変の診断と治療．糖尿合併．**33**(2)：181-184, 2019.

7) 大浦紀彦，多久嶋亮彦：【動脈・静脈疾患 動脈・静脈疾患の最近の進歩】治療 動脈・静脈疾患の治療の現状とその成績 重症下肢虚血における創傷治癒とその治療．Medical Practice. **36**(3)：461-465, 2019.

8) 辻 依子，寺師浩人：歩行機能温存のための足趾・足部切断の工夫．日下肢救済足病会誌．**4**：31-36, 2012.

9) Vanwijck, R., et al.：Immediate skin grafting of sub-acute and chronic wounds debrided by hydrosurgery. J Plast Reconstr Aesthet Surg. **63**(3)：544-549, 2010.

10) Duteille, F., et al.：Management of 2nd-degree facial burn using the Versajet® hydrosurgery system and xenograft：a prospective evaluation of 20 cases. Burns. **38**：724-729, 2012.

11) 中馬隆広ほか：VERSAJET® を用いた小児熱傷 DDB 創に対する低侵襲な tangential excision. 創傷．**4**(4)：207-210, 2013.

12) Téot, L., et al.：Novel foam dressing using negative pressure wound therapy with instillation to remove thick exudate. Int Wound J. **14**(5)：842-848, 2017.

13) Kim, P. J., et al.：Comparison of outcomes for normal saline and an antiseptic solution for negative-pressure wound therapy with instillation. Plast Reconstr Surg. **136**：657e-664e, 2015.

14) Kim, P. J., et al.：Negative-pressure wound therapy with instillation：International consensuss guidelines. Plast Reconstr Surg. **132**：1569-1579, 2013.

PEPARS No.174：63-74, 2021

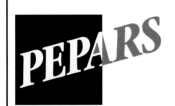

◆特集／足の再建外科 私のコツ

糖尿病性足病変の再建

辻 依子*1 寺師浩人*2

Key Words：糖尿病性足病変（diabetic foot），末梢神経障害（peripheral neuropathy），末梢動脈疾患（peripheral arterial disease），重症下肢虚血（critical limb ischemia），感染症（infection），神戸分類（Kobe classification）

Abstract 糖尿病性足病変の主となる病因は，① 末梢神経障害（peripheral neuropathy；以下，PN），② 末梢動脈疾患（peripheral arterial disease；以下，PAD），③ 感染症（infection）である．糖尿病性足病変を病態別に分類した神戸分類では，Type Ⅰ：PN 主体，Type Ⅱ：PAD 主体，Type Ⅲ：感染症主体，Type Ⅳ：PN＋PAD＋感染症の 4 つに分類し，それぞれの type 別に治療方針を呈示している．
Type Ⅰ：除圧が必須である．壊死組織のデブリードマンを行う．
Type Ⅱ：末梢血行再建術を優先する．
Type Ⅲ：早急に感染鎮静化のためのデブリードマンを行う．
Type Ⅳ：末梢血行再建術と感染鎮静化のためのデブリードマンを数日以内に行えるよう早急に調整する．

はじめに

糖尿病性足病変の主となる病因は，① 末梢神経障害（peripheral neuropathy；以下，PN），② 末梢動脈疾患（peripheral arterial disease；以下，PAD），③ 感染症（infection）であり[1]，病因によって治療方針が異なる．しかもこれらの病因は単独ではなく，複合し複雑な病態を呈することが多いため，治療方針を立てにくく創傷の難治化を招きやすい．難治化した潰瘍は大切断や重篤な合併症による死亡などの原因となるため，病因，病態を

的確に評価し適切な治療戦略を立てることが重要である[2]．また救肢をしても歩行機能が低下した場合，心機能の低下を招き予後が悪化する．予後改善のためには創治癒を目指した救肢（limb salvage）ではなく，歩行機能を維持した救肢（gait salvage）が重要である．

この稿では糖尿病性足病変の病因および病態に対する治療方針および gait salvage を目指した治療戦略について解説する．

糖尿病性足病変の病因

1．末梢神経障害

知覚神経，運動神経や自律神経に障害をきたし，知覚鈍麻や糖尿病性足病変の原因となる胼胝，足変形などを形成しやすくなる．

*1 Yoriko TSUJI，〒650-0017 神戸市中央区楠町7-5-2 神戸大学大学院医学研究科形成外科学分野足病医学部門，特命教授
*2 Hiroto TERASHI，同大学大学院医学研究科形成外科学，教授

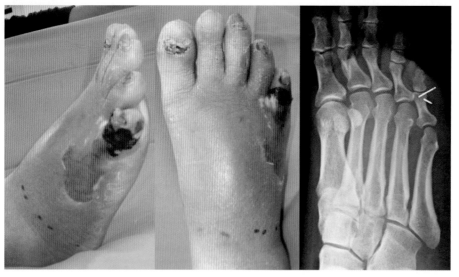

図 1.
知覚神経障害による糖尿病性足病変
右第5趾の黒色壊死と右足部の発赤，腫脹を認めた．
疼痛の訴えはなかった．
足部X線を撮影すると，折れた縫い針が埋入していた．

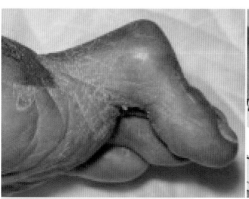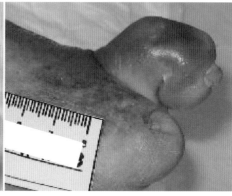

a	b
c	

◀図 2.
足趾変形
a：Hammer toe 変形
b：Claw toe 変形
c：外反母趾，小趾内反

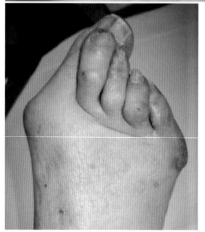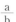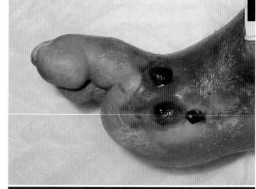

a
b

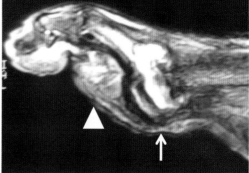

図 3. ▶

中足骨骨頭部の脂肪層の菲薄化
a：Hammer toe 変形を認める．
b：MRI画像．中足骨骨頭部の脂肪層が遠位へ移動し（白矢頭）が中足骨骨頭部の皮下組織が菲薄化している（白矢印）．

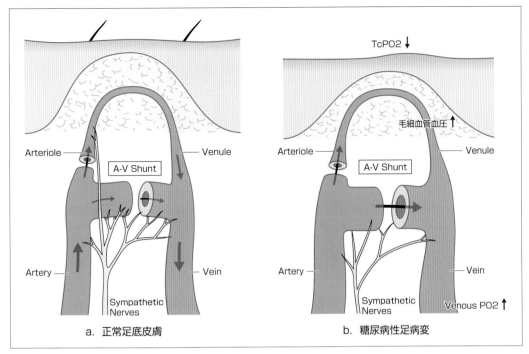

図 4. 足底の A-V shunt

（参考文献 3 より改変引用）

A．知覚神経障害

　四肢末梢，特に足先，足底に知覚鈍麻をきたす．足部に外傷を受傷しても発見が遅れ，初期治療の遅れの原因となる（図1）．また糖尿病患者は足趾変形や皮膚乾燥のため胼胝を形成しやすいが，知覚による防御能が低下しているため，胼胝部に高い足底圧がかかり，骨に達するような深達性の潰瘍を形成することも多い．疼痛がないため創に対する自覚が欠如していることが多い．糖尿病性網膜症による視力低下も創の発見や治療が遅れる一因となる．

B．運動神経障害

　足部の内在筋（主として骨間筋，虫様筋）に麻痺が生じ，足趾変形を招く[3]．よく生じる足趾変形には hammer toe 変形，claw toe 変形，外反母趾，小趾内反などが挙げられる（図2）．関節が突出するため，靴がフィットしなくなり靴ずれの原因となる．また hammer toe 変形や claw toe 変形で

は，MTP 関節が伸展位で拘縮するため，歩行時の踏み返し部分である中足骨骨頭部の脂肪が遠位へ移動し同部位の脂肪層が菲薄化する（図3）[4]．このため，歩行時や荷重時には中足骨骨頭部に高い足底圧がかかり胼胝を形成する．胼胝を形成すると，同部位にはより高い足底圧がかかり，骨に達する深達性の潰瘍を形成する．

C．自律神経障害

　足底や足趾の皮膚真皮層の最深部である網状層～皮下には多くの動静脈シャント（A-V shunt）が存在し，交感神経に支配され体温の調整を担っている．自律神経が障害されると，A-V shunt が拡張したままとなるため A-V shunt の血流量が増加する．相対的に皮膚への血流が低下することにより皮膚の血流障害と代謝障害が引き起こされ，皮膚表面の温度や経皮的酸素分圧が低下する．また静脈内酸素分圧が上昇するため，骨への酸素供給が過剰に増加し骨吸収が進行する（図4）．

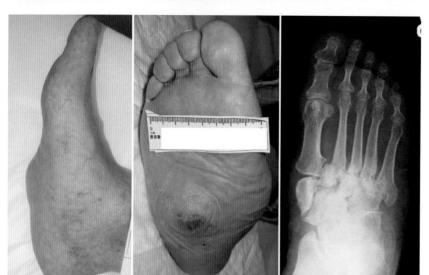

図 5.
シャルコー(Charcot)足変形
a：側面．底側に凸型の変形(舟底，rocker-bottom 変形)を認める．
b：足底．骨突出部に胼胝を形成している．
c：X 線像．中足骨足根骨領域の骨破壊像を認める．

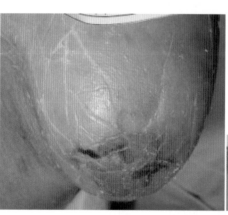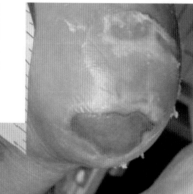

a｜b

図 6.
汗管機能低下による皮膚の乾燥
a：左踵部の皮膚が著明に乾燥し角質に亀裂を生じている．
b：a より 2 週間後，足潰瘍となっている．

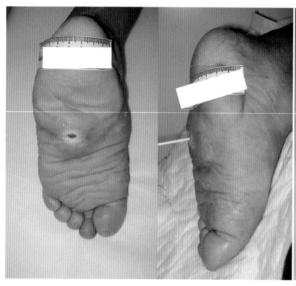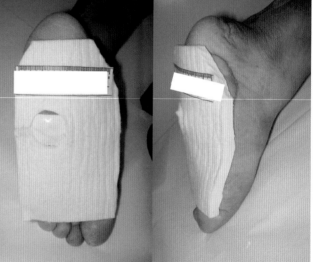

図 7．医療用フェルトを用いた除圧方法　　　　　　　　　a｜b
a：シャルコー足変形があり，底側に凸型の変形を認める．骨突出部に一致し，骨に達する潰瘍を認める．
b：潰瘍部をくりぬいた医療用フェルトを足底に貼り，荷重，歩行時の潰瘍部への免荷を図る．

その結果，荷重負荷のかかる部位の骨や関節が破壊され，シャルコー(Charcot)足変形をきたす[3]．底側に凸型の変形(舟底変形，rocker-bottom 変形)をきたすため，足底の分布圧が変化し胼胝や足潰瘍形成の原因となる(図5)．また汗管機能が低下し発汗が減少するため，皮膚が乾燥し，ひび割れや亀裂などの創を形成しやすくなる．足底における創治癒機転は汗管からの上皮化であるため，汗管機能が低下すると足底の上皮化が遅れ，足底や踵のひび割れや亀裂の創治癒遅延につながる[5](図6)．

<治療方針>

足趾，足部変形を認めた場合，足潰瘍の発症予防のため，変形や足底圧に合わせたフットウェアを作成する．また糖尿病患者において，胼胝は足潰瘍の高いリスクファクターであり，足潰瘍の発生率は11.1倍にもなるため，必ず胼胝を除去することが重要である．胼胝を除去することによって足底圧を29%減少させることができる[6]．足潰瘍に対しては創部の免荷が必須である(図7)．治癒後も足潰瘍の再発率は高いため，フットウェアの作成，定期的な観察が必要である．

2．末梢動脈疾患(PAD)

糖尿病とPAD発症の関連性については多くの研究・報告がみられる．糖尿病はPADのリスクをおおよそ3〜4倍上昇させる[7]．またHbA1c 1%の上昇につき，PADのリスクが26〜28%上昇する[8]．我が国における大規模前向き観察研究REACH registry においては，糖尿病患者のPAD合併率は10.9%と報告されている[9]．PADの重症度分類において潰瘍を有するPADを重症下肢虚血(critical limb ischemia；以下，CLI)と呼ぶが，糖尿病ではCLIの発症リスクが高く，下肢大切断術を施行される割合が健常者と比較し30〜40倍高いとの報告もある[10]．糖尿病を合併した下肢動脈病変の特徴としては，鼠径靭帯以下，特に膝下動脈の動脈狭窄・閉塞が多いことが挙げられる．

末梢に近づくにつれて血管茎は細くなるため，カテーテルによる血管拡張術や外科的バイパス術による末梢への血流確保が難しく，治療に難渋する例が多い．これが糖尿病患者の下肢大切断率が高率である理由の1つと考えられる．

PAD患者は，中枢の動脈が狭窄あるいは閉塞し，代償的に皮下に存在する細動脈が最大限拡張し，かろうじて末梢皮膚への血流を保っている．そのため軽微な創であっても皮膚を損傷すると，末梢血流が完全に途絶し壊死の拡大を招く．また，CLI患者に対し，安易にデブリードマンを施行すると，より中枢への壊死の拡大を招く．そのため，PADの合併を疑う足潰瘍には，治療前に必ず創治癒に必要な血流が保たれているかどうか，局所の血流を評価する必要がある．血流が足りなければ，まずは末梢血行再建術を優先し，創治癒に必要な血流を確保しなければならない．

A．局所の血流評価

創治癒に必要な血流が局所に保たれているかどうかの評価がCLIの治療方針を決定するうえでの重要なポイントとなる．局所の血流評価には従来ABI(足関節/上腕血圧比, ankle brachial index)が用いられてきたが，血管の石灰化が強い糖尿病患者や透析患者では実際より高い値となることが多いこと，足関節以下の血流は反映していないことから，足関節以下の血流評価とその重症度を客観的に評価するにはSPP(皮膚灌流圧，Skin Perfusion Pressure)の方が優れている．SPPはレーザードプラセンサーと血圧カフを用いて皮膚の細動脈あたりの血流を測定する方法であり，カフを巻くことが可能であれば，任意の部位で測定可能である．SPPが30〜40 mmHg以上あれば創治癒が期待でき，かつデブリードマンが可能である．それ以下では創治癒に必要な血流が不足していると診断し，末梢血行再建術を施行する．末梢血行再建術後にもSPPを測定し，30〜40 mmHg以上にまで上昇していることを確認したうえで，創部

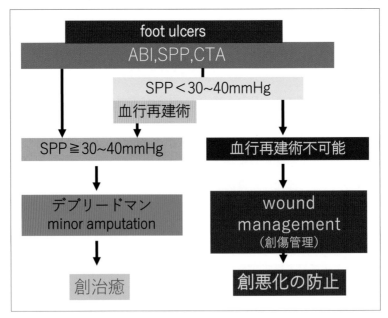

図 8. 重症下肢虚血の治療アルゴリズム

のデブリードマン，断端形成術を施行する．末梢血行再建術が施行できない，あるいは施行しても30〜40 mmHg 以上にならない場合はデブリードマンなどの侵襲的な治療は施行せず，潰瘍の拡大や感染を防ぐため，徹底した創傷管理を行う（図8）[11]．

B．Angiosome

Angiosome とは，1987 年に形成外科医 Tailor らによって提唱された血行概念である[12]．1 本の source artery から栄養される皮膚・皮下組織，筋肉，骨などを含む立体的な組織塊を angiosome と定義した．それぞれの angiosome は choke 血管で連続しているとし，この概念は主として皮弁の血行領域に応用され，形成外科医に広まった．2006年には足部の詳細な angiosome が Attinger らによって報告された[13]．膝窩動脈から分岐した下腿3 分枝（前脛骨動脈，後脛骨動脈，腓骨動脈）は足関節を越えると前脛骨動脈から足背動脈，後脛骨動脈からは内側足底動脈，外側足底動脈，後脛骨動脈踵骨枝，腓骨動脈からは腓骨動脈踵骨枝，前方穿通枝の計 6 つの angiosome を形成し（図 9），互いに穿通枝（arterial-arterial connection）（≒choke 血管）で連携している．足部には多数の arterial-arterial connection が存在しており，下腿 3 分枝のいずれかが狭窄，閉塞しても他の動脈系から arterial-arterial connection を通じて栄養できるため，足部の血流を維持することが可能である．この報告以降，angiosome concept は足部の末梢血行再建術にも応用され，血行再建を担う血管外科や循環器内科，放射線科にも広がるようになった．

C．Angiosome concept に基づいた末梢血行再建術

Iida らは，CLI 203 例に対し血管内治療を施行したところ，創が存在する angiosome を支配する下腿 3 分枝に対し血行再建を行った例（direct 群）と行わなかった例（indirect 群）で比較すると，救肢率は施行後 1 年では，direct 群 86%，indirect 群 69% で，施行後 4 年では，direct 群 82%，indirect 群 64% と有意に direct 群において，救肢率が高かったと報告している[14]．また，Neville らは，CLI 43 例に対し，外科的バイパス術を施行したところ，direct 群では治癒率が 90.9%，切断率が 9.1% であったのに対し，indirect 群では救肢率が 63.5%，切断率が 19.2% であり，direct 群において有意に治療成績が良かったと報告している[15]．しかし，angiosome 同士を連携する arterial-arterial connection が開存している場合，創が存

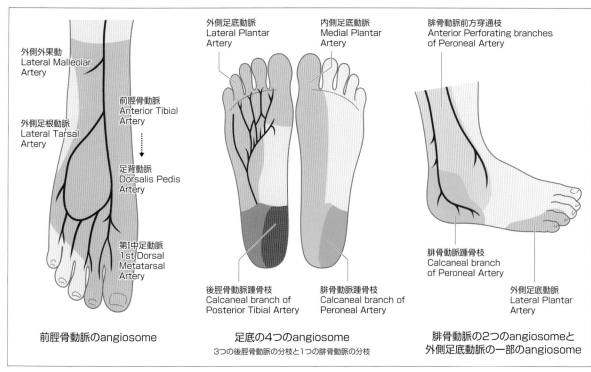

図 9. 足部の angiosome
（寺師浩人：足の治療に必要な正常解剖と機能．足の創傷をいかに治すか―糖尿病フットケア・
Limb salvage へのチーム医療―. 市岡　滋編. 11, 克誠堂出版, 2009. より改変引用）

在する angiosome とは異なる下腿 3 分枝に対し血
行再建（indirect な血行再建）を行っても arterial-
arterial connection を介し，創が存在する angio-
some の血流を改善することは可能である．我々
の検討では，indirect な血行再建術であっても
arterial-arterial connection を介し，創が存在す
る angiosome への血流改善を認めた場合，direct
群と同様の治療成績を得ることができた[16]．ま
た，Utsunomiya らは，創が存在する angiosome
の血流改善の有無を造影剤の流入（wound blush）
で確認し，wound blush を血管内治療の end point
とする重要性について報告している[17]．Direct な
血行再建術を行っても，wound blush を認めない
場合は有意に治療成績が低下しており，創が存在
する angiosome の血流改善が創治癒に影響すると
考えられる．

D．Angiosome を考慮したデブリードマン，断端形成術

末梢血行再建術後に末梢への血流が改善される

と，再灌流が起こり，皮膚や軟部組織が膨張し滲
出液が増加するため，感染が増悪することがあ
る．そのため末梢血行再建術後に血流が改善され
ていれば，可及的速やかに壊死組織のデブリード
マンを施行する．創が存在する angiosome の血流
改善が arterial-arterial connection を介するもの
であるならば，arterial-arterial connection を損傷
しないような切断をしなければならない．断端部
の皮膚を縫合し閉創すると，皮膚辺縁に緊張がか
かり血流は低下する．末梢血行再建術後，創治癒
に必要な最低限の血流しか獲得できなかった場
合，断端部を縫合すると縫合縁が壊死する恐れが
あるため縫合はせず，開放創として創傷管理を行
い，断端部が肉芽で覆われてから，植皮術あるい
は皮弁形成術で閉創する．また感染を少しでも疑
う場合は創を閉鎖せず，感染が完全に鎮静化する
まで創を開放する．

E．下肢切断後の歩行機能

CLI 患者は心疾患を合併していることが多く，

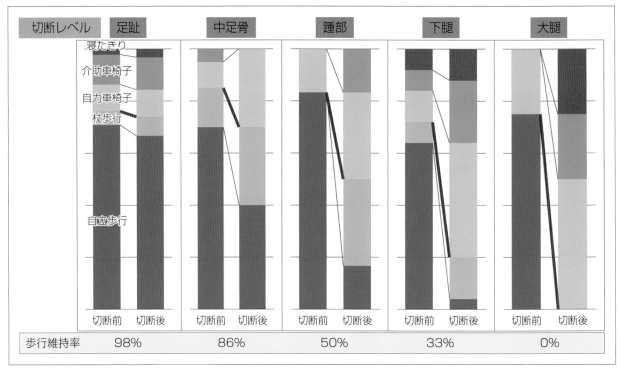

図 10. 下肢切断レベルごとの切断による移動能力の変化
（文献 19 より改変引用）

ADL が低下すると心機能を維持することが困難となるため，下肢切断後の歩行機能は生命予後に多大な影響を与える．そのため CLI 患者の治療目標は，単なる救肢（limb salvage）ではなく，歩行可能な足の温存（gait salvage）である．救肢にこだわり治療期間が長期化すると，かえって ADL が低下するため，創治癒が確実な足関節以上のレベルで切断し，早期にリハビリテーションを開始した方がよいという意見もあるが，足関節以上で切断すると，歩行のためには義足が必要となる．CLI 患者の場合，義足装着によるエネルギー消費は健常者と比較し，下腿切断では 62％，大腿切断では 120％の増大となるため，高齢で心血管系疾患をもつ患者が多い CLI では義足装着による歩行獲得の成功率は低くなる[18]．また，我々の施設において，下肢切断レベル（足趾，中足骨，踵部，下腿，大腿）による歩行機能の違いを検討したところ，歩行機能維持率（切断後歩行可能/切断前歩行可能）は足趾切断では 98％，中足骨切断（trans-metatarsal amputation：TMA）では 86％であり，切断後も切断前と同様の歩行機能を維持できたの

に対し，踵部切断（Chopart 切断）では 50％，下腿切断で 30％，大腿切断で 0％であり，切断後の歩行機能が著明に低下した（図 10）．足関節以上で歩行機能を獲得することは困難であることは前述したが，踵部のみを残しても歩行機能の維持は困難である．安定した歩行のためには足底のアーチや足関節の可動域が良好に保たれている必要があるが，踵部のみを残すショパール切断術を施行すると，アーチは破壊し，足関節の可動域が制限され，さらに足関節は内反変形をきたし，歩行機能は低下する（図 11）．救肢した足で歩行するためには，少なくとも中足骨を残すことが可能な血行再建術およびデブリードマンを計画する必要がある[19]．

＜治療方針＞

SPP が 30～40 mmHg 未満であれば，まず末梢血行再建術を優先的に施行し，SPP が 30～40 mmHg 以上となってから小切断，デブリードマンを施行する．末梢血行再建術，小切断やデブリードマンを行う際，angiosome を参考にする．

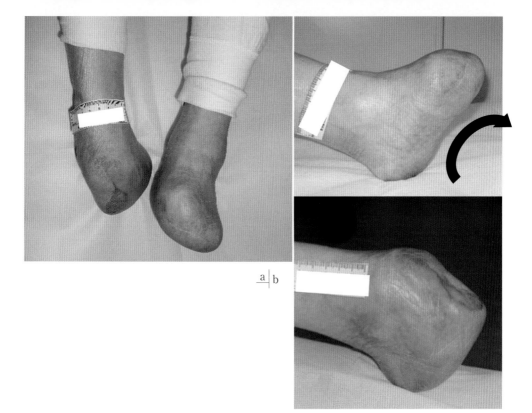

図 11. 中足骨切断術(transmetatarsal amputation；TMA)とショパール(Chopart)切断の比較
a：右足はショパール切断後，左足は TMA 後，右足は足関節が内反している．
b：上：TMA 後，下：ショパール切断後．TMA 後は足底のアーチ(黒矢印)が残存しているが，
　ショパール切断後は足底アーチが消失している．

3．感染症

① 知覚鈍麻のため創を形成しても気が付きにくい，② 荷重によるストレス，③ 自律神経障害による足部浮腫，④ 糖尿病による免疫能低下，などの理由から容易に感染症を合併する．感染は腱に沿って上行し，足関節以上に感染が及ぶと大切断が必要となる可能性が高くなるだけでなく，急速に全身に拡大し敗血症に至る可能性もあり，感染への対応は迅速に行う必要がある．抗菌薬は，原因菌が特定されるまで，その種類を想定し empiric に抗菌スペクトルの広い薬剤を選択し，原因菌が特定できれば，抗菌薬を有効な効果がある薬剤に変更する(de-escalation)．原因菌の特定には，通常創部培養検査を行う．深部軟部組織を採取したり，骨髄炎がある骨髄を採取したりする方法があるが手技が煩雑であるため，我々の施設では Levine 法を用いている．これは培養用のスワブを創面の1×1 cm の範囲に5秒間押し付けながら回転させて細菌を採取する方法である[20]．組織を採取し培養検査を行った場合と同等の結果が得られたと報告されている[21]．

＜治療方針＞

足部は皮膚直下に腱，腱膜が走行しており，歩行や足趾・足関節の運動によって感染が腱組織に沿って上行する．特に MTP 関節荷重部では足底腱膜が薄い，または欠損しており，潰瘍は容易に深達性となり感染は腱鞘に達し破壊する．腱鞘が破壊されると潰瘍に付着している細菌が腱内に侵入し，歩行や足趾・足関節運動に伴う腱移動に沿って菌が移動し，感染は上行する[22]．感染の上行を防ぐためには，足趾・足関節の運動を制限するためシーネなどで下腿から足趾までを固定し，歩行を禁止する．

感染に対するドレナージが必要な場合は足部の

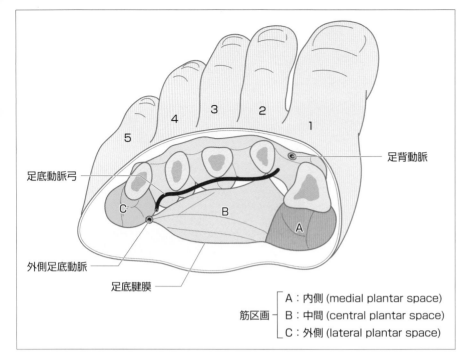

図 12.
足底の筋区画
（泉　有紀：総論．下肢救済の
ための創傷治療とケア．69-
79，照林社，2011．より改変
引用）

足背動脈

足底動脈弓

外側足底動脈

足底腱膜

筋区画 — [A：内側 (medial plantar space)
B：中間 (central plantar space)
C：外側 (lateral plantar space)]

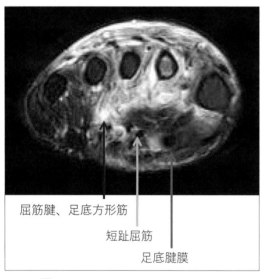

屈筋腱、足底方形筋

短趾屈筋

足底腱膜

図 13．Central plantar compartment
足底腱膜，短趾屈筋，屈筋腱＋足底方形筋の3層
に分かれている．

腱膜で分かれており，横方向へ感染が拡大するこ
とは少なく，筋区画内にとどまることが多い（図
12）．排膿や感染鎮静化のためのデブリードマン
や切開を行う際，筋区画を考慮すると効率的にド
レナージすることが可能となる．また中央筋区画
では足底腱膜と短趾屈筋と足底方形筋および屈筋
腱の3層に分かれているため，層ごとに切開し，
深部軟部組織のドレナージを十分行う必要がある
（図13）．

糖尿病性足病変（神戸分類）[2]

糖尿病性足病変は病因によって優先すべき治療
が異なるが，これらの病因は単独ではなく，複合
し複雑な病態を呈することが多いため，治療方針
が立てにくく創傷の難治化を招きやすい．神戸分
類では糖尿病性足病変の病態を複合した病因に
よって4つのタイプに分類し，その病態（タイプ）
に沿った治療方針を示している．複雑化した糖尿
病性足病変を4つのタイプに大別することによっ
て，病態の評価が簡便となり治療方針が立てやす
い．

筋区画を考慮する必要がある．足底は，内側筋区
画（medial plantar space），中央筋区画（central
plantar space），外側筋区画（lateral plantar
space）の3つの筋区画に分かれる．第1趾からの
感染は内側筋区画，第2〜4趾からの感染は中央筋
区画，第5趾からの感染は外側筋区画に沿って感
染は上行する．それぞれの筋区画は比較的強固な

＜神戸分類＞

Type Ⅰ：主たる病因が PN である.

Type Ⅱ：主たる病因が PAD である.（±PN）

Type Ⅲ：主たる病因が感染である.（+PN）

Type Ⅳ：PN＋PAD＋感染

　Type Ⅰに感染を合併した病態が Type Ⅲ, Type Ⅱに感染を合併した病態が Type Ⅳである. 感染を合併している Type Ⅲと Type Ⅳでは治療期間が長期となり, 大切断率も上昇するため, Type Ⅰ, Type Ⅱにおいては感染予防, 感染対策も重要である.

＜神戸分類の type 別の治療方針＞

Type Ⅰ：除圧と感染予防・感染対策

Type Ⅱ：末梢血行再建術と感染予防・感染対策

Type Ⅲ：デブリードマン, 抗生剤投与

Type Ⅳ：すべての病因が複合しており, 極めて救肢が困難な病態である. 感染コントロールのためには切開ドレナージを早急に行う必要があるが, PAD のため皮膚切開が不可能であることが多い. そのため末梢血行再建術を優先的に施行するが, 血流が改善するまでは感染悪化を防止するために, 抗菌作用のある外用剤を使用する, 抗生剤を全身投与するなど, 厳重な創の観察や管理が必要である. ただしすでに重篤な感染症を併発している場合は, 必ず数日以内の末梢血行再建術を予定したうえで, 末梢血行再建術より先に切開ドレナージを行うこともある. デブリードマンと末梢血行再建術を施行する時期の見極めが困難であることが多い. 末梢血行再建術後に血流が改善されると再灌流が起こり, 皮膚, 軟部組織が腫脹し滲出液が増加するため, 感染が増悪することがある. 血流改善後は早急にドレナージやデブリードマンを施行し感染の鎮静化に努める.

参考文献

1) Levin, M. E.：Pathogenesis and general management of foot lesions in the diabetic patients. The Diabetic Foot（6th ed）, Levin, M. E. et al., ed. 219-260, Mosby, 2001.

2) Terashi, H., et al.：Total management of diabetic ulcerations. 〜Kobe classification as a new classification of diabetic foot wounds〜. Keio J Med. **60**：17-21, 2011.
　Summary　糖尿病足潰瘍における Kobe 分類を提唱した.

3) 寺師浩人：糖尿病性足病変の病態. 足の創傷をいかに治すか─糖尿病フットケア・Limb Salvage へのチーム医療─. 市岡　滋ほか編. 58-71, 克誠堂出版, 2009.

4) Bus, S. A., et al.：Plantar fat-pad displacement in neuropathic diabetic patients with toe deformity. Diabetic Care. **27**：2376-2381, 2004.

5) 寺師浩人：創傷の視点から. 日下肢救済足病会誌. **2**：21-31, 2010.

6) Cavanagh, P. R., et al.：The biomechanics of the foot in diabetes mellitus. The Diabetic Foot（6th ed）, Levin, M. E. et al., ed. 125-195, Mosby, 2001.

7) Norgren, L., et al.：Inter-society consensus for the management of peripheral arterial disease（TASC Ⅱ）. J Vasc Surg. **45**（Suppl）：5-67, 2006.

8) Selvin, E., et al.：Meta-analysis：glycosylated hemoglobin and cardiovascular disease in diabetes mellitus. Ann Intern Med. **141**(6)：421-431, 2004.

9) Yamazaki, T., et al.：Prevalence, awareness, and treatment of cardiovascular risk factors in patients at high risk of atherothrombosis in Japan─results from domestic baseline data of the REduction of Atherotherombosis for Continued Health（REACH）registry─. Circ J. **71**：995-1003, 2007.

10) Singh, N., et al.：Preventing foot ulcers in patients with diabetes. JAMA. **293**：217-228, 2005.

11) Tsuji, Y., et al.：Importance of skin perfusion pressure in treatment of critical limbs ischemia. Wounds. **20**：95-100, 2008.
　Summary　重症下肢虚血の治療アルゴリズムを示した.

12) Tailor, G. I., et al.：The vascular territories（angiosomes）of the body：experimental study and clinical applications. Br J Plast Surg. **40**：113-141, 1987.

13) Attinger, C. E., et al.：Angiosomes of the foot and ankle and clinical implications for limb salvage：reconstruction, incisions, and revascularization.

Plast Reconstr Surg. **117**：261S-293S, 2006.
Summary　足部に6つのangiosomeがあること
を示した.

14）Iida, O., et al.：Importance of the angiosome con-
cept for endovascular therapy in patients with
critical limb ischemia. Catheter Cardiovasc
Interv. **75**：830-836, 2010.
Summary　EVTにおけるangiosome conceptに
有用性について報告している.

15）Neville, R. F., et al.：Revascularization of a spe-
cific angiosome for limb salvage：Does the tar-
get artery matter?. **23**：367-373, 2009.
Summary　バイパス術におけるangiosome
conceptに有用性について報告している.

16）Osawa, S., et al.：Importance of the six angio-
somes concept through arterial-arterial connec-
tions in CLI. Int Angiol. **32**(4)：375-385, 2013.
Summary　創治癒におけるangiosomeの血流改
善の重要性を報告している.

17）Utsunomiya, M., et al.：Impact of wound blush as
angiographic end point of endovascular therapy
for patients with critical limb ischemia. J Vas
Surg. **55**：113-121, 2012.
Summary　末梢血行再建術におけるend point
として, wound blushの重要性について報告して
いる.

18）陳　隆明：リハビリテーション医の立場から. 重
症虚血肢診療の実践—集学的治療によるアプ
ローチ, 飯田　修編, 南都伸介監修. 144-149,
南江堂, 2008.

19）辻　依子ほか：重症下肢虚血患者における下肢切
断レベルによる歩行機能への影響. 日形会誌.
30：670-677, 2010.
Summary　下肢切断後の歩行機能について検討
し, 足趾レベル, TMAレベルの切断であれば切
断後も歩行可能であることを示している.

20）Levine, N. S., et al.：The quantitative swab cul-
ture and smear：a quick, simple method for det-
ermining the number of viable aerobic bacteria
on open wounds. J Trauma. **16**(2)：89-94, 1976.

21）Haalboom, M., et al.：Wound swab and wound
biopsy yield similar culture result. Wound
Repair Regen. **26**：192-199, 2018.
Summary　創部培養検査において, スワブ法も
生検培養でも同等の結果が得られることを報告
した.

22）Sakakibara, S., et al.：Is immobilization of the
ankle and metatarsophalangeal joint effective in
suppressing the spread of infection in diabetic
foot ulcers?. Int J Low Exterm Wounds. **13**(3)：
226-229, 2014.

グラフィック リンパ浮腫診断

好評

―医療・看護の現場で役立つケーススタディ―

著者　**前川二郎**(横浜市立大学形成外科　主任教授)

リンパ浮腫治療の第一人者、前川二郎の長年の経験から、厳選された 41 症例の診断・治療の過程を SPECT-CT リンパシンチグラフィをはじめとする豊富な写真で辿りました。併せて患者さんの職業や既往など、診断や治療において気を付けなければならないポイントを掲載！
是非お手に取りください！

2019 年 4 月発売　オールカラー　B5 判　144 頁　定価 7,480 円(本体 6,800 円＋税)

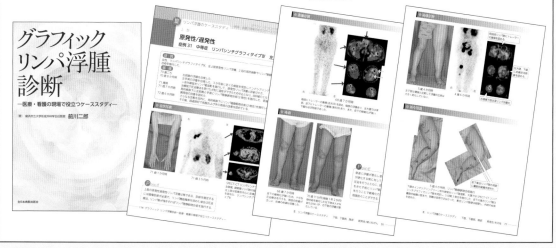

 全日本病院出版会　〒113-0033 東京都文京区本郷 3-16-4　Tel：03-5689-5989
www.zenniti.com　Fax：03-5689-8030

PEPARS No.174：76-84, 2021

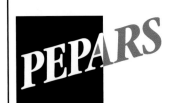

◆特集／足の再建外科 私のコツ

足の血行再建

笹嶋唯博[*1]　小久保　拓[*2]　鎌田啓輔[*3]　名木田明幸[*4]

Key Words：足部動脈バイパス(inframalleolar bypass), chronic limb threatening ischemia, 足壊疽(foot gangrene), 下肢救済(limb salvage), 静脈グラフト(vein graft)

Abstract　　膝下動脈閉塞病変による足趾壊疽に対し足部動脈バイパス(PB)は第一選択の下肢救済治療である．対象例の80%は糖尿病(DM)で半数以上は維持透析(HD)の閉塞性動脈硬化症(ASO)である．PBは足背動脈が最も多く，次いで総足底，外側または内側足底動脈などが主なバイパス標的動脈である．HDでは皮膚壊死を発生しやすく動脈到達法やtunnelingに工夫が必要である．PBの中枢吻合部は膝下膝窩動脈が最も多く，限局性中枢病変に対しては血管内治療(EVT)かパッチ形成手術が行われ，広範囲病変ではバイパスかEVTが適用される．代用血管は静脈グラフト(VG)の使用が必須で同側大伏在静脈が第一選択であり，専用の弁切開刀の普及でnon-reversed VGが最も多く用いられる．PBの技術的困難は石灰化動脈への吻合であり，血流遮断や縫合手技に多くの工夫がなされている．以上，本稿ではPBの手技について解説した．

はじめに

　足部動脈バイパス(pedal bypass(PB)/infra-malleolar bypass)は，膝下動脈閉塞病変による chronic limb threatening ischemia(CLTI)[1]に対し適用され，糖尿病(DM)and/or維持透析例(HD)の急増により対象疾患は閉塞性動脈硬化症(ASO)が90%を占め，次いで膠原病関連血管炎，バージャー氏病などである．DMのASO(DMASO)は下腿動脈に閉塞性病変を好発する特徴があり，軽度の虚血でも感染壊疽が進行して大切断に至るため重症虚血肢からCLTIという概念が提唱された[1]．これに対する足部動脈バイパス術は劇的な虚血改善効果と耐久性から第一選択の下肢救済手術となっている[1)2)]．DMASOの特徴は石灰化を伴う多発分節性閉塞病変でバイパス標的動脈の高度石灰化は手技上の難題である．本稿ではDM・HDのASOを中心に自家静脈グラフト(VG)による足部動脈バイパス手技を解説する．

足部動脈の外科解剖

　足部動脈バイパスの標的動脈は足背動脈(DP)とその分枝の外側足根動脈，第一中足動脈，または総足底動脈(CPL)，内側および外側足底動脈(MPL, LPL)である[3)~6)]．最遠位は有効血管床によるバイパスの意義の観点から足背部は中足骨近位，足底は足部中央部である．以下に標的動脈の足部動脈連絡網を解説する(図1)．

1．前脛骨動脈系

　遠位前脛骨動脈は内果と外果を結ぶ線で前内果，前外果動脈を分岐し，外側から内側に斜走する長母趾伸筋の後方で交叉して，下伸筋支帯直下に出現してDPとなる．DPは外側足根動脈を分岐後，第1~2趾間の足背部を下行し，バイパス終末

＊1 Tadahiro SASAJIMA, 〒133-0052　東京都江戸川区東小岩2丁目24-18　江戸川病院血管病センター，センター長
＊2 Taku KOKUBO, 同病院血管外科，部長
＊3 Keisuke KAMADA, 同病院血管外科
＊4 Hiroyuki NAGIDA, 同病院血管外科

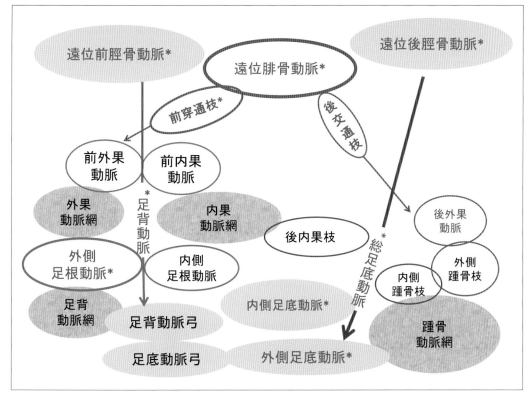

図 1. 足部動脈バイパス標的血管*の分枝および血管網
輪の重なりは連続, 分枝, または有意の連絡

標的分枝は深足底動脈弓および第 1 中足骨動脈起始部までである[3]. 外側足根動脈は足背動脈網を形成し足背動脈弓と連結する.

2. 後脛骨動脈系

屈筋支帯上縁から中枢を遠位後脛骨動脈, 上縁から分岐までを CPL とする[3][7]. 遠位後脛骨動脈は内果位で前方に後内果枝を分枝し, 前内果動脈との間で内果動脈網を形成し, CPL は分岐前の数 cm の範囲において後方に内側踵骨枝を分枝して腓骨動脈の外側踵骨枝との間で踵骨動脈網を形成する. CPL へのバイパスでは上記分枝が重要な run-off 血管となる. CPL は母趾外転筋の上縁で MPL と LPL に分岐する. MPL は土踏まず中央部で浅・深内側足底動脈に分岐するが, 通常, 分岐までが足部動脈バイパスの最遠位となる[5]. 一方, LPL は深外側足底動脈に分岐後, 同じく足底中央部が最遠位となる[6].

3. 腓骨動脈系

腓骨動脈終末は足関節の 7〜8 cm 中枢で前後に分岐し, 前方は骨間膜を貫く前穿通枝となり, 前

脛骨動脈外側で前外果動脈に連絡して外果動脈網を形成し, 外側足根動脈へと連絡する. 前穿通枝は遠位前脛骨動脈の後方で骨間膜を切離するとの直下に出現する. 前方到達法では骨間膜を切開して前穿通枝の近位へのバイパスが可能である. 腓骨動脈後交通枝は外側踵骨枝から踵骨動脈網を介して LPL へと連絡する.

静脈グラフト(VG)の選択

末梢動脈バイパスでは VG の使用が必須であるが, その質的良否による使用の可否判定は外科医の重要な技量の 1 つである. 一般に静脈病変(静脈炎, 結石, 硬化症, 内膜肥厚, 線維化弁, 静脈瘤など)がなく, 加圧時の拡張性が良好で, 拡張後の内径が >3 mm であることが望ましい. 術前 Duplex scan により大伏在静脈(GSV), 小伏在静脈(SSV), および上肢静脈(AV)の口径と性状を評価する. 仰臥位口径 >2 mm が使用可能の目安であり, 術中では加圧拡張後口径 >2.5 mm が使用最低条件であるが, VG の性状が不良な程早期

表 1. 静脈グラフトタイプの種類と特徴

	RVG	NRVG	ISVG	SVG
開存性	◎	◎	◎	○
技術的利点				
採取・調整時間	○	○	◎	×
解剖学的制約：吻合部	◎	◎	×	◎
グラフト経路	◎	◎	×	◎
グラフト長	◎	◎	×	◎
吻合口径マッチング	×	◎	◎	○
弁破壊の必要性	不要	要	要	要
生物学的利点				
内皮細胞温存・再生能	○	○	◎	△
グラフト狭窄発生率/2 年以内	20%	20%	20%	30～40%
静脈のグラフト利用度	○	◎	△	△
総合的有用性	△	◎	○	×

RVG：reversed vein graft 　　　　NRVG：non-reversed vein graft
ISVG：In-situ saphenous vein graft 　SVG：spliced vein graft
◎優，○良，△可，×不良

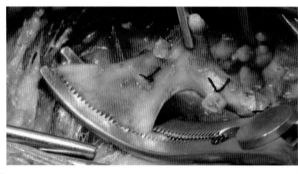
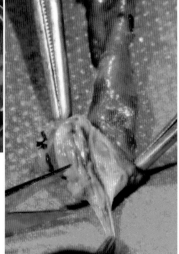

図 2.
静脈グラフトの採取法と弁処理
NRVG および ISVG における大伏在静脈の伏在大腿静脈結合部
(SFJ)の離断と終末弁切除
　a：SFJ を Cuff 状に切離する.
　b：SFJ 弁を直視下に切除

血栓症や中間期内膜肥厚による VG 狭窄などの発生率が高いことを理解する必要がある.

　下肢末梢動脈バイパスでは同側 GSV が第一選択 VG である. 移植法には reversed VG(RVG), non-reversed VG(NRVG), in-situ saphenous VG (ISVG)などがあり, 前 2 者は VG を摘出する必要があり, 後 2 者は静脈弁破壊が必須である. ISVG は調整時間が短縮されるが, VG が無駄に長くなる欠点や皮膚壊死によりグラフト露出の危険性がある(表 1). 3 者間で開存成績に差はみられないが, 我々は中枢側 GSV を用いる NRVG を好んで用いている. 同側 GSV が使用できない場合には対側 GSV, SSV, AV などが順に選択される.

1．VG の採取・調整

　VG の剥離/採取では 2～3 cm 長の小切開を分節的に加えて剥離し, 分枝は本幹から数 mm でクリップまたは結紮する. VG の加圧・調整のためヘパリン生食 50% 希釈自家血(HDB)20 ml を 4 本準備する. ISVG や NRVG の中枢側 GSV の使用では伏在大腿静脈接合部(SFJ)で切離し SFJ 弁は直視下に切除する(図 2). 採取された VG は末梢端にオリーブ針(DLP arteriotomy cannula, Medtronic, USA)を取り付け HDB で加圧拡張する. これにより拡張性の良否と口径が評価され

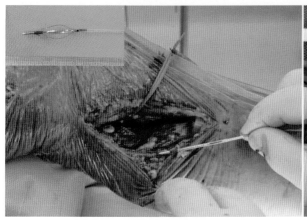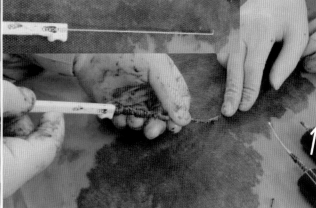

a | b

図 3. ISVG と NRVG における静脈弁の破壊法
　a：Expandable LeMaitre valvulotome® を用いる ISVG の弁破壊
　b：LeMills valvulotome® を用いる NRVG の弁破壊. 弁葉の切開では"くの字"に
　　曲げて弁洞損傷を防止する.

る. RVG や NRVG の止血クリップは除去, 結紮する. オリーブ針を除去し末梢から L 字弁カッター（LeMills®, LeMaitre Co., USA）または ISVG ならば Expandable LeMaitre® を挿入して 2 葉弁を切開する（図 3）. 後者の使用では VG を拡張させブレード径を適切に調節して弁洞縁の損傷を防止する. 弁破壊後は中枢端から HBD を加圧送血して遺残弁の有無を確認する. 足部動脈バイパスではグラフト血流量＜10 m*l*/分の例が少なくないので RVG でも弁を破壊し to-and-fro 血流による高ずり速度を維持する. 弁破壊が完了したら末梢側に再度オリーブ針を装着し, HDB で加圧下垂して捻れを除きピオクタニン色素で付線する.

GSV の加圧拡張口径≧3 mm で性状が良ければ ISVG を適用できる. 皮膚切開創は 2〜3 cm 長で GSV 上から 1〜2 cm ずらし数を少なくする工夫が必要である. ただし HD 例は創皮膚壊死による VG 露出の危険性があるので ISVG は勧められない[8].

2．SVG の作成

単一 VG が得られない場合には VG 片を連結して必要長を得る spliced VG（SVG）が作成される. 弁破壊を行い, 中枢に太い VG を配し, 不良分節は表在に位置させ, RVG や NRVG を適切に使い分けて連結部口径差を調整する. 連結吻合端は口径を合わせるため斜切断または fish mouth 型とし

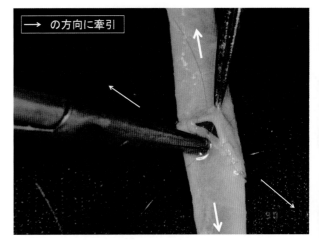

図 4. Spliced vein graft の作成法
8-0 PP による 2 点支持連続縫合. Graft を長軸方向に伸展し, 各支持糸を縫合線方向に牽引する.

8-0 polypropylene（PP）により 2 点支持連続縫合で 2〜数本連結する（図 4）.

バイパス法

1．Inflow 病変の有無と中枢吻合部の設定

膝窩動脈より中枢の病変は inflow 病変, 膝下以下の病変は outflow 病変とされる. グラフト血流量が少ない足部動脈バイパスでは inflow に病変がなければ中枢吻合部を出来るだけ下位にするのが望ましく, inflow 病変には以下のような再建が行われる.

腸骨動脈病変に対する再建は血管内治療

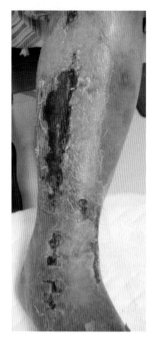

図 5. 透析例にみられる足部動脈バイパス後の皮膚創縁壊死
74 歳，男性．糖尿病・維持透析，左膝下膝窩-足背動脈バイパス

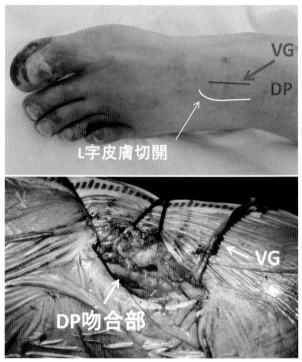

図 6. 左足背動脈バイパスにおける皮膚切開法
　a：足背動脈吻合部外側の L 字切開
　b：DP 吻合部の剝離と VG
　VG：vein graft，DP：dorsalis pedis artery
$\frac{a}{b}$

（EVT）や非解剖学的大腿-大腿動脈バイパスなど低侵襲再建法が優先的に選択される．浅大腿動脈（SFA）の限局性病変では EVT，内膜摘除/パッチ形成，中枢浅大腿静脈（SFV）を用いる置換術あるいは short bypass を適用する．SFA の広範閉塞病変では大腿-膝上または膝下膝窩動脈バイパスが選択され，VG が第一選択である．

2．足部動脈バイパス術

　中枢吻合部は膝下膝窩動脈（BKP）が最も多く，膝上膝窩動脈（AKP）がこれに次ぐ．末梢吻合部は DP が最も多く，CPL，LPL および MPL の順となる．中枢・末梢吻合はともに中枢・末梢への血行を温存するため端側吻合を行う．末梢吻合部は太い口径が維持され，石灰化が少なく，末梢 run-off が良好な動脈分節が選定される．術前血管造影では CT 造影は用いるべきではなく，側面 IADSA と足部単純 XP が必須であり，術前造影が不鮮明ならば膝窩動脈穿刺による術中 IADSA は極めて有用である．

A．動脈到達法
1）中枢吻合部動脈への到達法

　BKP では脛骨内縁1横指をこれと平行に膝蓋骨下縁から 8～10 cm の長さで皮膚切開を加える．伏在神経の後方で下腿筋膜を切開し腓腹筋を後方に排して膝窩静脈の外側に膝窩動脈を見出せる．

　AKP は縫工筋前縁でこれに沿って大腿直筋内側頭との間を剝離すると膝上膝窩静脈の外側に AKP が確認される．ハンター管（大内転筋裂孔）から顆間窩の入り口までが吻合の標的分節である．AKP は一般に石灰化や動脈硬化が強いので piggyback 法を併用する．

2）足部動脈到達法

　吻合部動脈剝離では小分枝はすべて温存し，全周遊離はせず，中枢，末梢の非石灰化部は遮断のため後壁を剝離する．血管テープはいかなる部位でも使用しない．

a）足背動脈系への到達法

　DMASO や HD 例では切開創に関わる皮膚壊死

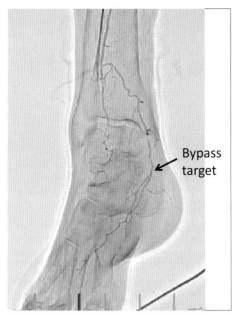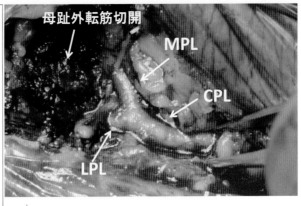

図 7. 足底動脈到達法. 71 歳, 女性. 透析. 右下肢重症虚血/壊疽
a：術前動脈造影. 総足底動脈がバイパス標的動脈
b：足底動脈の分岐部剥離. CPL：総足底動脈, MPL：内側足底動脈,
LPL：外側足底動脈

が高率に発生し, 特に足背部は皮膚が薄く皮下組織に乏しいので VG が露出する危険がある（図5）. そのため切開創の下を VG が通過しないよう皮膚切開の位置と大きさおよび足背筋膜切開には工夫を要する. DP への皮膚切開は内・外果中央線の1横指外側を標的分節の位置で2〜3 cm 長縦切開する（図6）. 末梢側は内側に屈曲させてL字型（左側は逆L字）にすることで展開がよくなる. 足背筋膜を皮膚切開線の内側で縦切開して DP に到達する. 外側の深腓骨神経はグラフト被覆に利用できる. 末梢吻合部からの tunnel は皮下経路で脛骨前面を横断して下腿内側に至る. DP 吻合部近くの VG は長母趾伸筋腱と交叉し, 閉創により圧迫される場合があるので交叉部の腱を部分切除する. 外側足根動脈への吻合では, まず DP からの分岐部を求め, そこから外側に創を延長する.

b）足底動脈系への到達法

足底動脈の剥離では, 内果後方を巡り, 土踏まずの体重荷重域に向かう線上で標的分節の位置を3〜5 cm 長の皮膚切開をおく. CPL は同名静脈にはさまれて屈筋支帯の直下に出現する. 遠位 CPL

バイパスでは踵骨枝を温存し, 母趾外転筋を切り込んで, MPL, LPL を別個に遮断する（図7）. 近位 MPL または LPL への吻合では CPL 分岐部から末梢に剥離を進める. 遠位 MPL は土踏まず内側に皮膚切開を加える. 母趾外転筋の下を走行するのでこれを部分切開するか踵骨付着部で切離する. 遠位 LPL は土踏まずの外側よりに皮切を置き, 母趾外転筋の外側で短趾屈筋を切開する. 静脈は切離・切除してもよい.

B．静脈グラフトの tunneling

VG タイプが RVG, NRVG, または SVG の場合は皮下か下腿筋膜下経路の tunneling が必要である. Tunnel 内出血や皮膚壊死による VG の露出などの合併症を考慮すると下腿部では後者が推奨され, 両吻合部の中間に皮膚切開を加えない tunneling 法を行う. 一方の吻合を先に完了する場合と tunneling を行って両吻合を開始する場合があるが, 後者では術者2名による同時吻合が可能であり, 以下に我々が用いている tunneling 法を簡単に述べる（図8）. 1）麦粒鉗子（または静脈用タンネラー）で膝窩吻合部下腿筋膜下に足関節上7〜8

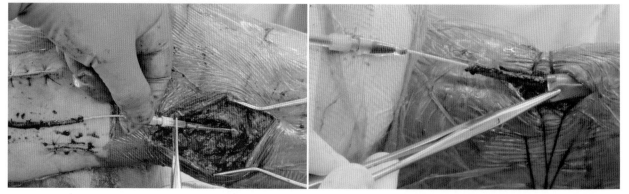

図 8. 膝下膝窩動脈-足背動脈バイパスにおける中枢側大伏在静脈グラフトの tunneling
57 歳，男性．糖尿病・維持透析．左下肢重症虚血性壊疽
　a：延長チューブに静脈グラフト末梢部のオリーブ針の連結
　b：足背部創から引き出された静脈グラフトを固定しシリコンチューブを抜去する．

a | b

cm まで tunnel を作成する．同部で筋膜を切開して末梢吻合部創まで皮下トンネル経路を作成し，内径 8 mm シリコンチューブを tunnel に挿入する．DP バイパスでは末梢吻合部創から脛骨前面を横断する部分は皮下経路となる．2）シリコンチューブ内に点滴用延長チューブを通し，これに VG 末梢端に取り付けたオリーブ針を連結する（図 8-a）．3）VG の捻れを取り延長チューブ末梢端から加圧しつつシリコンチューブ内に VG を誘導して末梢端から引き出し，中枢吻合部の位置を固定しシリコンチューブを末梢から抜去する（図 8-b）．

C．膝下膝窩動脈-足部動脈バイパス手技

　足部動脈バイパスで最も多く行われるので詳述する．中枢，末梢の吻合部位を決定したら前述の方法で VG の tunneling を行う．中枢吻合は吻合口 8〜10 mm とし，6-0 PP による 2 点支持連続縫合か toe，heel の parachute 縫合法を用いる．末梢吻合にはマイクロ器具を使用する．足部動脈切開は遮断前に尖刃刀で小切開し血管剪刀で開大する．全周石灰化例では Beaver Blade（Becton, USA）で石灰化壁を削るように切開する．十分な backflow（BF）を確認して，血管剪刀ブレードを確実に内腔に挿入し切開口を開大する．不十分な切開による剪刀ブレードの挿入は中・内膜間解離を発生させるので厳に注意を要する．吻合口は VG 口径の 1.5〜2 倍（6〜8 mm）とするが，吻合口

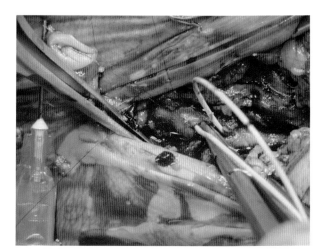

図 9. 石灰化総足底動脈への吻合手技
連続性石灰化動脈に対し Beaver Blade で動脈切開．2 Fr. Fogarty balloon catheter® を吻合部末梢に挿入，backflow を遮断．吻合部 toe に 7-0 PP 3 針の結節縫合．大きい縫合バイトが示されている．

の toe と heel を非石灰化部にするためやや大きな切開となる場合もある．重症虚血肢では中枢膝窩動脈の遮断により BF が十分に減少するので無遮断で末梢吻合を行う場合が多い．ブロアーやヘパリン生食で BF 血を排除しつつ吻合する方法もあるが，過度に無血野にこだわるべきではない．BF が旺盛で出血量が多くなる場合には非石灰化部でブルドック遮断するが，連続性石灰化の場合は 2 Fr. Fogarty balloon catheter® を内挿する（図 9）．吻合部動脈切開を終えたら VG の結紮分枝や静脈弁のない部位を吻合部に選定しトリミングする．

表 2. 付記　本稿の略語一覧

DM／diabetes mellitus／糖尿病
ASO／arteriosclerosis obliterans／閉塞性動脈硬化症
DMASO／diabetic arteriosclerosis obliterans／糖尿病性閉塞性動脈硬化症
CLTI／chronic limb threatening ischemia

HD／hemodialysis dependent／維持透析
PB／pedal bypass／足部動脈バイパス
EVT／endovascular therapy／血管内治療
VG／vein graft／静脈グラフト
RVG／reversed vein graft
NRVG／non-reversed vein graft
ISVG／in-situ saphenous vein graft
SVG／spliced vein graft／連結静脈グラフト

AV／arm vein／上肢静脈
SFA／superficial femoral artery／浅大腿動脈
SFV／superficial femoral vein／浅大腿静脈
GSV／great saphenous vein／大伏在静脈
SSV／small saphenous vein／小伏在静脈
SFJ／sapheno-femoral junction／伏在-大腿静脈接合部
AKP／above-knee-popliteal artery／膝上膝窩動脈
BKP／below-knee-popliteal artery／膝下膝窩動脈
DP／dorsalis pedis artery／足背動脈
CPL／common plantar artery／総足底動脈
MPL／medial plantar artery／内側足底動脈
LPL／lateral plantar artery／外側足底動脈

PP／polypropylene／ポリプロピレン
HDB／heparinized saline diluted blood／ヘパリン生食希釈血液
IADSA／intra-arterial digital subtraction angiography／経動脈性デジタル差分血管撮影法
BF／backflow／逆流

縫合法は動脈と VG の性状により toe と heel の無支持連続や 3～5 点結節縫合などを適宜使い分けるが，側壁は連続縫合となる．非石灰化分節ならば縫合糸は 8-0 PP を用いるが，石灰化動脈ならば 7-0 や 6-0 PP による結節縫合が多用される．石灰化動脈に対する縫合のバイトは通常の倍以上（＞2 mm）にする（図 9）．内径 1 mm 以下の動脈へのバイパスでは非または軽度石灰化分節であることが必須である．

参考文献

1) Aboyans, V., et al.：2017 ESC Guidelines on the Diagnosis and Treatment of Peripheral Arterial Diseases, in collaboration with the European Society for Vascular Surgery(ESVS). Eur Heart J. **39**(9)：763-816, 2018.
   Summary　2017 年末梢動脈疾患の治療ガイドライン改訂版が欧州心臓学会から発表された．
2) Kikuchi, S., et al.：Evaluation of paramalleolar and inframalleolar bypasses in dialysis- and non-dialysis-dependent patients with critical limb ischemia. J Vasc Surg. **67**：826-837, 2018.
   Summary　近年の日本における透析例と非透析例の重症虚血肢に対する足関節以下のバイパス成績．
3) Ascer, E., et al.：Bypass to plantar arteries and other tibial branches：an extended approach to limb salvage. J Vasc Surg. **8**：431-441, 1988.
   Summary　足背動脈分枝へのバイパス手技．
4) Gloviczki, P., et al.：Microscope-aided pedal bypass is an effective and low-risk operation to salvage the ischemic foot. Am J Surg. **168**：76-84, 1994.
   Summary　足部動脈バイパス手技と成績．
5) Sasajima, T., et al.：Plantar or dorsalis pedis

artery bypass in Buerger's disease. Ann Vasc Surg. **8**：248-257, 1994.

Summary　バージャー氏病に対する内側・外側動脈バイパス手技.

6) Andros, G., et al.：Lateral plantar artery bypass grafting：defining the limits of foot revascularization. J Vasc Surg. **10**：511-521, 1989.

Summary　外側足底動脈バイパス手技を特に解説.

7) Baird, R. J., et al.：Saphenous vein bypass grafts

to the arteries of the ankle and foot. Ann Surg. **172**：1059-1063, 1970.

Summary　足底動脈バイパスにおいて総足底動脈名を初めて使用.

8) Schwartz, M. E., et al.：Wound complications after in situ bypass. J Vasc Surg. **7**：802-807, 1988.

Summary　透析例における末梢バイパスでは ISVG の創合併症が多く, 適用を否定.

第 23 回日本褥瘡学会学術集会

日　　時：2021 年 9 月 10 日（金）〜11 日（土）

会　　長：安部　正敏（医療法人社団廣仁会 札幌皮膚科クリニック）

開催形式：WEB 開催　※ライブ配信（一部のセッション）＋後日オンデマンド配信あり

テ ー マ：褥瘡を学ぶ新しいかたち 〜仮想空間のふれあいが未来をひらく〜

問い合わせ：第 23 回日本褥瘡学会学術集会　運営事務局

　　　　　　株式会社春恒社　コンベンション事業部

　　　　　　〒 169-0072　東京都新宿区大久保 2-4-12

　　　　　　新宿ラムダックスビル

　　　　　　TEL：03-3204-0401　FAX：03-5291-2176

　　　　　　E-mail：jspu23@c.shunkosha.com

詳細はホームページをご覧ください。

https://www.jspu23.jp/

FAX による注文・住所変更届け

改定：2015 年 1 月

　毎度ご購読いただきましてありがとうございます．

　読者の皆様方に小社の本をより確実にお届けさせていただくために，FAX でのご注文・住所変更届けを受けつけております．この機会に是非ご利用ください．

◇ご利用方法

　FAX 専用注文書・住所変更届けは，そのまま切り離して FAX 用紙としてご利用ください．また，注文の場合手続き終了後，ご購入商品と郵便振替用紙を同封してお送りいたします．**代金が 5,000 円をこえる場合，代金引換便とさせて頂きます**．その他，申し込み・変更届けの方法は電話，郵便はがきも同様です．

◇代金引換について

　本の代金が 5,000 円をこえる場合，代金引換とさせて頂きます．配達員が商品をお届けした際に，現金またはクレジットカード・デビットカードにて代金を配達員にお支払い下さい(本の代金＋消費税＋送料)．(※年間定期購読と同時に 5,000 円をこえるご注文を頂いた場合は代金引換とはなりません．郵便振替用紙を同封して発送いたします．代金後払いという形になります．送料は定期購読を含むご注文の場合は頂きません)

◇年間定期購読のお申し込みについて

　年間定期購読は，1 年分を前金で頂いておりますため，代金引換とはなりません．郵便振替用紙を本と同封または別送いたします．送料無料，また何月号からでもお申込み頂けます．

　毎年末，次年度定期購読のご案内をお送りいたしますので，定期購読更新のお手間が非常に少なく済みます．

◇住所変更届けについて

　年間購読をお申し込みされております方は，その期間中お届け先が変更します際，必ずご連絡下さいますようよろしくお願い致します．

◇取消，変更について

　取消，変更につきましては，お早めに FAX，お電話でお知らせ下さい．

　返品は，原則として受けつけておりませんが，返品の場合の郵送料はお客様負担とさせていただきます．その際は必ず小社へご連絡ください．

◇ご送本について

　ご送本につきましては，ご注文がありましてから約 1 週間前後とみていただきたいと思います．お急ぎの方は，ご注文の際にその旨をご記入ください．至急送らせていただきます．2～3 日でお手元に届くように手配いたします．

◇個人情報の利用目的

　お客様から収集させていただいた個人情報，ご注文情報は本サービスを提供する目的(本の発送，ご注文内容の確認，問い合わせに対しての回答等)以外には利用することはございません．

　その他，ご不明な点は小社までご連絡ください．

株式会社　全日本病院出版会　〒113-0033 東京都文京区本郷 3-16-4-7F
電話 03(5689)5989　FAX03(5689)8030　郵便振替口座 00160-9-58753

FAX 専用注文書

形成・皮膚 2106

年　月　日

○印	PEPARS	定価(消費税込み)	冊数
	2021 年 1 月～12 月定期購読(送料弊社負担)	42,020 円	
	PEPARS No. 171 眼瞼の手術アトラス―手術の流れが見える― 増大号 新刊	5,720 円	
	PEPARS No. 159 外科系医師必読！形成外科基本手技 30 増大号	5,720 円	
	バックナンバー(号数と冊数をご記入ください) No.		

○印	Monthly Book Derma.	定価(消費税込み)	冊数
	2021 年 1 月～12 月定期購読(送料弊社負担)	42,130 円	
	MB Derma. No. 307 日常診療にこの 1 冊！皮膚アレルギー診療のすべて 増刊号 新刊	6,380 円	
	MB Derma. No. 300 皮膚科医必携！外用療法・外用指導のポイント 増大号	5,500 円	
	バックナンバー(号数と冊数をご記入ください) No.		

○印	瘢痕・ケロイド治療ジャーナル		
	バックナンバー(号数と冊数をご記入ください) No.		

○印	書籍	定価(消費税込み)	冊数
	イチからはじめる美容医療機器の理論と実践 改訂第 2 版 新刊	7,150 円	
	臨床実習で役立つ形成外科診療・救急外来処置ビギナーズマニュアル 新刊	7,150 円	
	足爪治療マスター BOOK	6,600 円	
	明日の足診療シリーズ I　足の変性疾患・後天性変形の診かた	9,350 円	
	日本美容外科学会会報　Vol. 42　特別号 「美容医療診療指針」	2,750 円	
	図解 こどものあざとできもの―診断力を身につける―	6,160 円	
	美容外科手術―合併症と対策―	22,000 円	
	運動器臨床解剖学―チーム秋田の「メゾ解剖学」基本講座―	5,940 円	
	超実践！がん患者に必要な口腔ケア―適切な口腔管理で QOL を上げる―	4,290 円	
	グラフィック リンパ浮腫診断―医療・看護の現場で役立つケーススタディ―	7,480 円	
	足育学　外来でみるフットケア・フットヘルスウェア	7,700 円	
	ケロイド・肥厚性瘢痕 診断・治療指針 2018	4,180 円	
	実践アトラス 美容外科注入治療　改訂第 2 版	9,900 円	
	ここからスタート！眼形成手術の基本手技	8,250 円	
	Non-Surgical 美容医療超実践講座	15,400 円	

○	書名	定価	冊数	○	書名	定価	冊数
	図説 実践手の外科治療	8,800 円			創傷治癒コンセンサスドキュメント	4,400 円	
	使える皮弁術　上巻	13,200 円			超アトラス眼瞼手術	10,780 円	
	使える皮弁術　下巻	13,200 円			アトラスきずのきれいな治し方 改訂第二版	5,500 円	

お名前　フリガナ　　　　　　　　　　　　　　　　　　㊞　　診療科

ご送付先　〒　　-　　　□自宅　□お勤め先

電話番号　　　　　　　　　　　　　　　□自宅　□お勤め先

バックナンバー・書籍合計
5,000 円以上のご注文
は代金引換発送になります

―お問い合わせ先―
㈱全日本病院出版会営業部
電話 03(5689)5989

FAX 03(5689)8030

年　月　日

住所変更届け

お名前	フリガナ	
お客様番号		毎回お送りしています封筒のお名前の右上に印字されております8ケタの番号をご記入下さい。
新お届け先	〒　　　　　都道 　　　　　　府県	
新電話番号	（　　　　）	
変更日付	年　月　日より	月号より
旧お届け先	〒	

※ 年間購読を注文されております雑誌・書籍名に✓を付けて下さい。

- ☐ Monthly Book Orthopaedics（月刊誌）
- ☐ Monthly Book Derma.（月刊誌）
- ☐ 整形外科最小侵襲手術ジャーナル（季刊誌）
- ☐ Monthly Book Medical Rehabilitation（月刊誌）
- ☐ Monthly Book ENTONI（月刊誌）
- ☐ PEPARS（月刊誌）
- ☐ Monthly Book OCULISTA（月刊誌）

FAX 03-5689-8030

全日本病院出版会行

PEPARS

各号定価 3,300 円(本体 3,000 円＋税)．ただし，増大号の
ため，No. 123,135,147,159,171 は定価 5,720 円（本体 5,200
円＋税)．
在庫僅少品もございます．品切の場合はご容赦ください．
（2021 年 5 月現在）

掲載されていないバックナンバーにつきまし
ては，弊社ホームページ(www.zenniti.com)
をご覧下さい．

2021 年　年間購読　受付中！
年間購読料　42,020 円(消費税込) (送料弊社負担)
（通常号 11 冊＋増大号 1 冊：合計 12 冊）

click

全日本病院出版会　　　　　　　　　　検　索

No.174　編集企画：
　　林　明照　東邦大学教授

PEPARS　No.174

2021 年 6 月 15 日発行（毎月 1 回 15 日発行）
定価は表紙に表示してあります.
Printed in Japan

発行者　　末　定　広　光
発行所　　株式会社　全日本病院出版会
〒 113-0033　東京都文京区本郷 3 丁目 16 番 4 号
　　　　電話 (03) 5689-5989　Fax (03) 5689-8030
　　　　郵便振替口座 00160-9-58753

印刷・製本　三報社印刷株式会社　　　電話 (03) 3637-0005
広告取扱店　⑲日本医学広告社　　　電話 (03) 5226-2791